U0023121

疫時代精神海嘯

——以有常抗無常心法

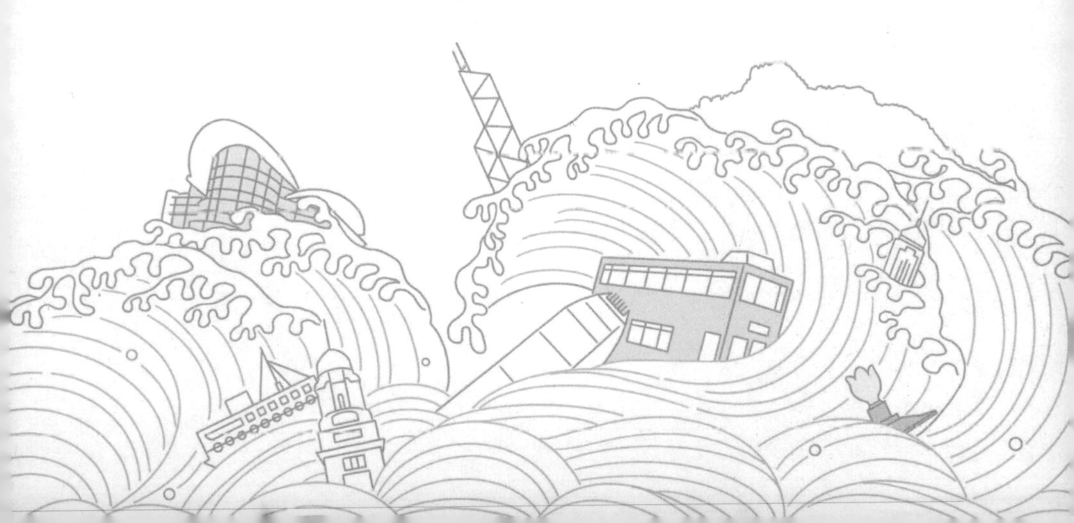

推薦序

欣聞陳仲謀醫生在百忙中完成另一本新書。我有幸拜讀初稿，了解他在長期懸壺生涯中累積豐富的臨床經驗，實在難得。

回想1981年當我決定從英國回港工作時，許多英國同事都勸我留在英國繼續工作。原因是當時的香港，精神衛生工作還未成熟；許多醫生都須遠赴英國爭取專科訓練的機會，再參加精神醫學專科考試。另外就要考慮到1997年的香港回歸，制度會改變。抵港後，我在香港中文大學扎根。最值得我高興的是，眼看訓練過的醫生，無論是學生或是臨床醫生，個個都成家立業，而且在醫療或研究工作上都能青出於藍。但最重要的是，眼看到在中國人的社區中，精神醫學的發展與日俱增。香港不但有自己的精神醫學專科訓練，而且有一套健全的精神醫學專科考試制度。

記得在八十年代，香港人雖然深受西方文化的影響，但還是認為精神科醫生的病人都患有黐線症，即精神分裂症或思覺失調；所以，大家面對精神科醫生，都是敬鬼神而遠之。在八十年代中期，我們在沙田做了幾年的社區調查，發現在社區中患有情緒或行為問題的人，比患有精神病的病人還多。這可能是因為精神病的病人有些比較容易成為慢性，也有一小部分可能較易使照顧者或鄰居感到不知如何應付，所以當時香港人一提起精神疾病，就如談虎色變，不知所措，但重點還是因為精神病的病因無法確定。

近年腦神經科學的研究發現大腦內有神經網絡，隨時在判斷個人的記憶與現有環境所發生的點點滴滴是否相符合，確認後才會使個人決定如何誘發應對行為。這種「錯誤預測」（Error prediction）機能，在腦內的許多部位都有所發現，精神病病人的思維症狀如妄想，是否與這種機能之異常有關，其答案也許指日可待。

今日的香港，無論是在公立或私人診所，精神科的病人都大排長龍，這正表示普羅大眾對心理精神問題的意識大有增加。陳醫生所敘述的臨床經驗，正好也可以讓他們在看病之餘，進一步了解一些心理精神疾病的常識，有助預防與診療之效。

陳佳鼐

香港中文大學醫學院精神科學系榮休教授

自序

全球要面對新冠肺炎引起的「精神海嘯」，香港不能幸免，更因早前修例風波引起的社會動亂和撕裂，可謂雪上加霜，情況可能比其他地方更為嚴峻！

本港精神科服務的軟硬件均不能達到世衛標準，面對「精神海嘯」的衝擊後果堪虞！唯今之計就本人愚見有下列數項：

1. 設立統理全港精神健康服務的機構，如果設立相關的局或公署需時，先委任有權有責的精神健康服務專員開展工作以盡量有效運用現有資源。

2. 通過專業培訓課程，盡快增加現有各科醫生，尤其是前線家庭醫生對普通/輕度精神病（Common Mental Disorder)的臨床知識和處理技巧，以適切治療為數甚多的這類病人，讓精神科專科醫生有更多時間和精力醫治患上較嚴重精神病的患者。

3. 認真考慮和推行可行及有效的公私營合作的精神健康服務。

   因現時約有四成的精神科專科醫生是私人執業，而且大都是經驗較豐富的！

4. 説服政府「精神海嘯」對香港可能有摧毀性的破壞，不可輕視！要大量增撥資源應對，但必須保障所撥的資源到位和用得其所！

上列各項是給政府及相關部門和官員的忠告，本書中有更詳細的資料可供參考。

至於一般香港市民面對「精神海嘯」可以做些什麼自保，本書亦有多項簡單及容易實行的促進精神和心理健康的方法可以抵禦壓力的衝擊，減低患上精神病的機會！

希望香港萬衆一心，官民合作，盡力把「精神海嘯」的破壞減至最低！

最後感謝前輩陳佳鼐教授賜序，《信報》多年來對這個精神健康專欄的支持及舍弟民謀整理稿件。

陳仲謀

精神科專科醫生

目錄

推薦序　陳佳鼐教授

自序

第一章／ 肆虐全球的世紀疫症

1　新冠肺炎帶來的精神病　018

2　防疫措施的抉擇　023

3　提振人心對抗第四波疫情　027

4　要捱過黎明前最黑暗時刻　032

第二章／ 高壓都市下的情緒瘟疫

1　香港的開心指數vs抑鬱指數　040

2　東方之珠變成抑鬱症疫區　047

3　焦慮新時代（上）　052

4　焦慮新時代（下）　058

5　四分一年輕女性受情緒困擾　065

6　香港人的適應性情緒障礙　071

7　淺談妄想症　076

第三章／ **精神病反映的社會問題**

1	考試制度與精神健康	084
2	打機成癮　世衛列作精神障礙	090
3	房屋政策造成港人困獸鬥	097
4	工作過勞是疾病嗎？	103
5	虐兒趨升反映病態社會	108

第四章／ **生命中不能承受之憂**

1	精神問題困擾香港	116
2	小心留意學生情緒	122
3	「精神海嘯」前奏：自殺潮	128
4	「世界防止自殺日」的警示	134

第五章／

貧富貴賤
皆有心理困擾

1 《一念無明》後的《黃金花》 142

2 皇后自殺的啟示 148

3 傳媒對精神健康的責任 154

4 看《倚天》談矛盾 160

5 「小丑」殺人的啟示 166

第六章／

精神問題急增
外國應對策略

1 如何應付疫後的「精神海嘯」 174

2 疫情帶來的心理和精神問題 180

3 如何應付「精神海嘯」（一） 185

4 如何應付「精神海嘯」（二） 191

5 如何應付「精神海嘯」（三） 197

附錄一 精神健康1至10

附錄二 疫境抗鬱懶人包

第一章

肆虐全球的世紀疫症

2020年對香港人來說是難忘的一年，因為整年都在抗疫中度過，踏入2021年仍未止息。「新冠肺炎」這個世紀瘟疫以迅雷不及掩耳之速度掩至，香港大眾由年初未有準備，以致到處撲口罩，然後瘋搶廁紙、清潔清毒用品等，到現在已發展到第四波，可幸的是疫苗已經面世，市民隱約看到曙光。回顧過去一年的疫情，雖然大家的心態或有上落，甚至出現抗疫疲勞，然而現在仍未可鬆懈，應讓自己具有充足的心理準備，堅守防疫措施，迎戰「新冠病毒」。

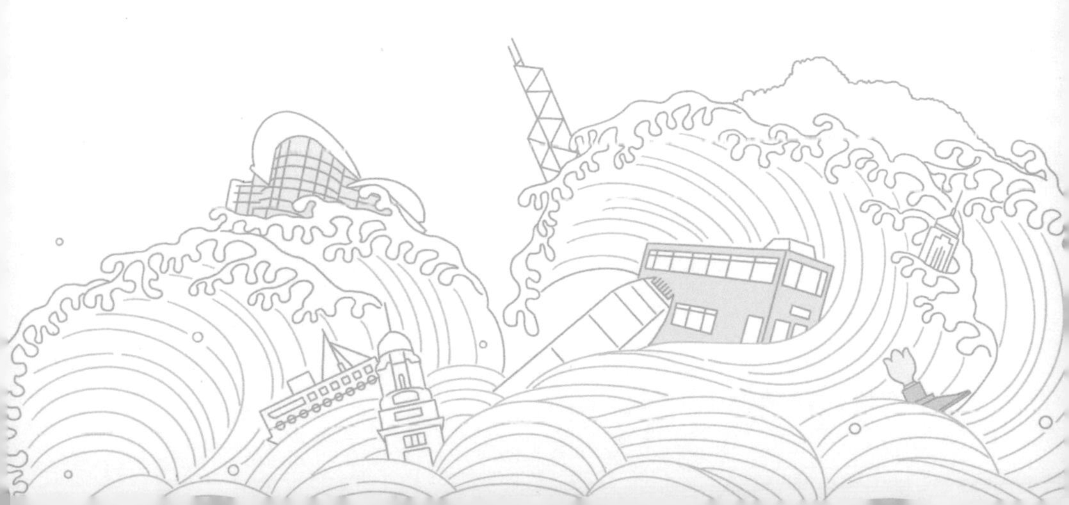

1 新冠肺炎帶來的精神病

「新冠肺炎」由2019年底開始，屠殺生靈超過一年。根據BBC的報道，牛津大學精神科學教授Paul Harrison的研究團隊指出，在美國，曾患上COVID-19的病人，約有6%同時會第一次出現焦慮、抑鬱和失眠等症狀（這個研究相當準確，因為是調查了數以百萬計的病例）。病人由於其他病症而引起相同的病徵，只及COVID-19的一半。

研究人員又發現精神病人比一般人有多過65%機會染上「新冠肺炎」。所以，他們提醒醫療團隊要注意這個相關的課題，以免病症會發生「火燒連環船」的情形。具體而言，醫護人員應該知道COVID-19的病人是否同時患有精神病，同時還要顧及康復出院者的精神狀態。

以蘇格蘭格拉斯哥大學的研究所得，封城（Lockdown）是引起英國人精神病增多的主要原因，特別是挑動某些人的自殺傾向（上升8%至10%）。這個特別群組是年輕人（12.5%

到14%）和婦女。在封城期間，英國的啤酒消耗量激增；調查顯示人們都感到抑鬱、孤單、有自殺和自殘的想法。無獨有偶，日本政府宣布，2020年10月，該國的自殺數字創歷史每月新高，高達2013宗，尤其婦女是最主要的受害者。

一言以蔽之，很多學者紛紛預警某些防疫措施，會對廣大的群眾的精神健康構成深遠和長久的負面影響，遠超過新冠病毒產生的具體殺傷力。

市民看不到前景

不要以為香港疫情恍似受控，就可以安枕無憂。由於「精神困擾而衍生自殺念頭的人數在暗中慢慢爬升（creeping rise），是一個警號。」這是格拉斯哥大學精神健康中心講座教授O'Connor所吹的哨。他認為社會和經濟的巨大不確定性（uncertainty），在COVID-19的陰霾下，或會使到部分市民覺得看不到前景、沒有希望！青年、婦女、社會的草根階層和精神病人，在這個惱人的環境下最容易變成受害者。香港的失業率相信會創新高，政府的扶貧措施杯水車薪，加上不到位，而且政治爭鋒持續，港人承受的壓力何其重也！情緒怎樣會好？不是找一兩位歌星拍幾條短片就可以輕描淡寫，解決得到有泰山之重的問題！徹底治理COVID-19背後的創傷，特別是精神病，可能會是遙遙無期！

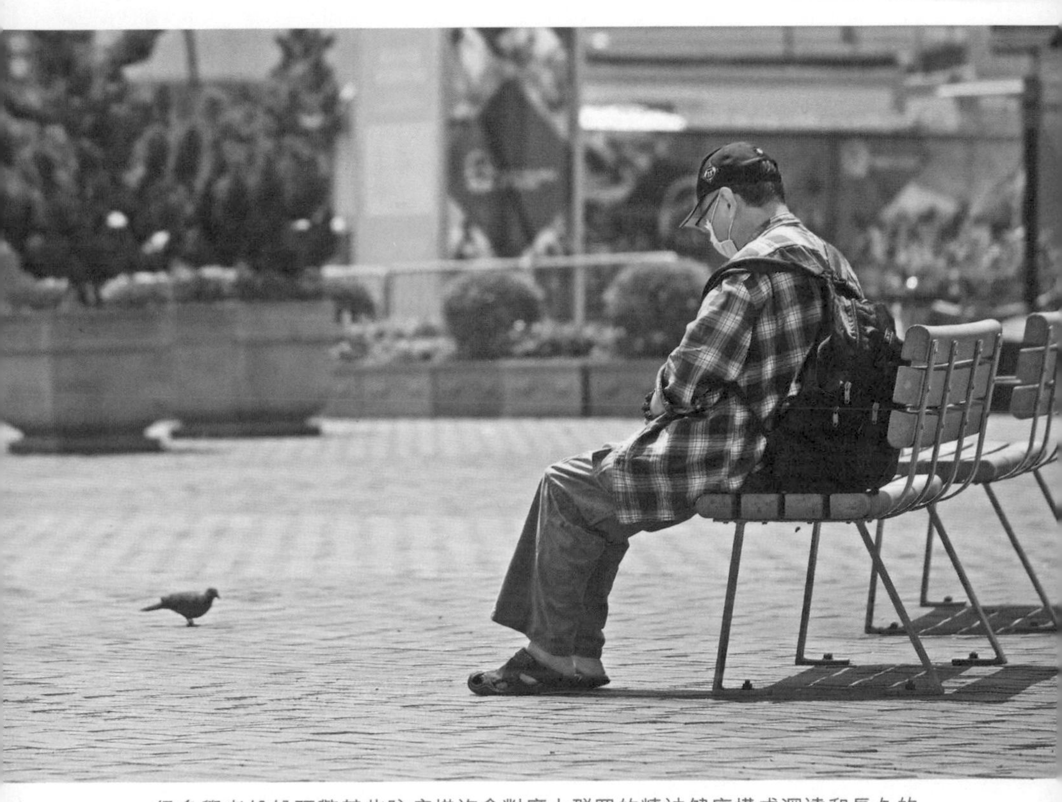

很多學者紛紛預警某些防疫措施會對廣大群眾的精神健康構成深遠和長久的負面影響，遠超過新冠病毒產生的具體殺傷力。

澳紐和歐美等國家精神健康服務較為先進，對新病毒可能帶來的「精神海嘯」已有研究和準備。本港雖然人才濟濟，惜沒有財政資助作針對性的研究，所以才「禮失求諸野」。香港是一個西化的社會，其文化形態和歐美相似，所以他們的研究數據值得我們參考。

失業家暴致困擾

就筆者的臨床經驗和親歷SARS的感受，廣泛焦慮、抑鬱症和創傷後壓力症候群（PTSD）是疫情中港人最常見罹患的精神病。本地的「隱形傳播鏈」始終未被斬斷，市民仍然長期生活在受感染的威脅之中。2003年的SARS，復康人士患上與精神病有關的後遺症：分別是抑鬱症（39%）和PTSD（55%）；而當年自殺率仍然保持最高紀錄，高達100000：18.8。有確實的研究肯定，自殺者大約七成是患有抑鬱症。

在疫症橫行之際，不論是患者與否，都會受到株連：染上病毒者固然身體各部分都會受到傷害；幸免於難的大多數也會受到多方面的打擊，例如失業、家暴和孤獨等，這可能是由於強制防疫措施所引起的情緒困擾。因此，香港不但需要有效的疫苗，還務必急切解決上述已發生但未浮現的精神健康問題。

特區政府政事孔急，百廢待舉，應該沒有餘力去資助有關機構去做調查研究，釐清市民精神困擾的癥結所在，遑論可以及早介入，對症下藥，防止2021年刷新一些所有人都不願意見到的紀錄。

香港自開埠以來，市民來自中國的五湖四海，文化語言雖有若干差別，但是有一種特殊的統一精神：自求多福，不會奢望得到政府的有力支持。港人應該秉承固有的優良傳統，努力為生計打拚，關心自己和親朋戚友的身心健康，若有餘力，則盡量博施濟眾，廣結善緣。

/ 消除防疫麻木心理 /

現在我們首要的任務是消除「防疫麻木」的心理，因為有效疫苗的普遍使用，還有一段頗長的日子。港人一方面要勇敢面對目前的困難，切勿麻木散渙（Psychological Numbness）；另一方面，絕不能喪失鬥志和希望，要捱過最黑暗的日子，就會見到曙光。

2 防疫措施的抉擇

人生很多時會面臨很多不同的重要抉擇，譬如繼續升學或到社會工作；三角戀愛中的取捨；國家領袖也會面對艱難的選項，例如：大英帝國首相邱吉爾面臨納粹德軍兵臨城下，鄧寇克海灘數十萬被困的英軍生死存亡，究竟是誓死決戰還是屈膝求和。現在幾乎全世界的政府和人民都正在選擇為防疫而繼續「社會封鎖」，還是為恢復經濟而「重開運作」，這就跟中國亞聖所說「魚，我所欲也，熊掌，亦我所欲也，二者不可得兼，舍魚而取熊掌也」（《孟子・告子上》）的情形如出一轍。

各國專家仍然無從完全揭開新冠病毒神秘的面紗，所以暫時不能以純粹科學角度去處理相關的問題。繼續封城或恢復生產成為多國政府一個兩難的抉擇。

2020年3月底，特區政府頒令《緊急衛生法》，施行「限聚令」，希望盡量減少人群聚集，以免出現交叉感染的機會。

進入防疫疲勞狀態

香港部分市民明顯已進入「防疫疲勞」狀態，羈絆在家多月的市民趁天氣良好，一家大小外出，當然無可厚非，但或會令本地的感染率再度上升，抗疫大業功敗垂成，就非常不值得了！18年前港人成功對抗SARS的經驗，對現時抗疫的心態有利有弊：利者是主動戴口罩和做足清潔工作，弊者是以為氣溫上升，病毒就如SARS般消失得無影無蹤。

事實上，部分專家都認為現在肆虐的病毒撲朔迷離，人類必須長期作戰和付出沉重的代價。就筆者的老本行而言，醫治精神病一般所需的時間較長，中間病情每有起伏。有些病人會出現「藥物疲勞」，當自覺精神似乎回復正常，便強烈要求醫生「減藥」和「停藥」。筆者會以專業知識和經驗，根據實際的情況，向病人說明調整藥量必須循序漸進，否則會弄巧成拙，得不償失。小部分病人堅持己見，很容易出現「病情復發」（Relapse），嚴重妨礙復元的時間和機會。

就如微軟的創辦人蓋茨（Bill Gates）所說，COVID-19的消滅有賴疫苗的成功研發。香港是個國際城市，經濟有賴於和全球的聯繫，其他地方未能抗疫成功，我們也難獨善其身。換句話說，香港和全世界是「命運共同體」，700多萬港人的責任是做好自己的本分，避免社區出現病毒感染。

當然，長期的社交間距（Social Distancing）對人的身心會造成負面影響，但這是一種無可奈何的責任和犧牲。孤獨和被隔離絕對不好受，不過大家不要受這種主觀心理的牽制，應該以科技突破重圍，繼續和外界保持聯絡，例如以ZOOM進行教學和會議。

有賴群體同心協力

如果香港貿然放鬆對防疫的警惕，情況就會不堪設想，抗疫必然會更加困難，因為市民到時可能會盡失信心。很多工作之能夠順利完成是有賴群體的同心協力並一鼓作氣，如果大家步伐不一致，便很容易在中途絆倒，情形就如「二人三足」的比賽或馬拉松長跑，選手不能停下來，否則便不能賈其餘勇，順利抵達目標。上述的情景猶如當年曹劌在戰場和魯莊公分析戰情一樣：「夫戰，勇氣也。一鼓作氣，再而衰，三而竭。」

復甦經濟和生命健康同樣重要，孰輕孰重？見仁見智！熊掌和海鮮都是美味，孰優孰劣？很多時都不會是老饕的公論，而是在廚師的控制範圍之中。饞嘴的人都希望庖丁有智慧和技巧，烹調出為大多數人接受的菜餚。

/「一日一蘋果，精神健康好」法門 /

A（Acknowledge，認知）：知道心裏存在疑惑不安；
P（Pause，停一停）：不要立即反應，讓自己安靜下來；
P（Pull back，撤退）：讓自己明白擔心也沒有用，事情未必會這麼壞；
L（Let go，放開）：使內心焦慮情緒浮出體外；
E（Explore，探究）：放鬆心情，將注意力放在另一方面（令人快樂的環節）。

3 提振人心 對抗第四波疫情

2020年可能是這一代人最難忘的一年，「急景殘年」的氣氛提早出現：「急景」是疫情和世界政局的演變特別快；「殘年」是指今年諸事不順、經濟衰退、紛爭四起和死傷枕藉。

消除防疫的麻木心理

香港雖然是一個彈丸之地，但疫情的起落和其他地方相比是大同小異。2019年，香港過了一個動盪的聖誕節，2020年11月初本地疫情緩和，很多人都認為該年的節日氣氛一定會遠勝往年，有人更不吝慳囊，準備利用和新加坡訂立的「旅遊氣泡」協議出遊獅城，舒一口悶氣。誰不知好事多磨，香港突然爆出「第四波疫情」。

最新一波的疫情雖然算不上突如其來，但其凶險似乎遠勝往昔，因為「跳舞群組」的感染人數已超過400人，加上社會各行各業都有人確診，當中有社會名人、電視紅星，有幾名醫護人員也中招，最令人擔心的是，好像病毒無處不在，遍地開花。有人歸咎於某幾個「高危群組」沒有自律，危害大眾安全。有人或會覺得政府的防疫措施漏洞百出才是「罪魁禍首」，加上執法不力，社會陷入「防疫麻木」的心理狀態，有人甚至「無心戀戰」。

對病毒之戰，港人是「一鼓作氣，再而衰，三而竭」。經歷超過一年的爭戰，市民不只出現了「抗疫疲勞」，相信一部分人已有麻木的感覺：口罩照戴上，但沒有注意是否掛得正確；手部一樣會清洗，但只是虛應故事，馬馬虎虎。這是集體心理現象的表現——其他人做得好，自己便可以躲懶。還有，國際專家預測的「精神海嘯」已經隱約露出冰山的一角：近來接二連三出現「倫常慘劇」。特首在2020年的《施政報告》，建議從「禁毒基金」提取3億港元支援因COVID-19所引起的精神病患。筆者對政府政策的「新猷」，一則以喜；一則以懼。喜者是在位者聽到民間的聲音，知道要回應市民的訴求；懼者是他們把精神健康的優先次序放得較後，不知輕重。現在財政緊絀，大家都明白，希望以後的當政者能清晰地審時度勢，幡然改正上述落後的思維。英國印度裔財相在最新的預算案中，增撥5億英鎊去應對瘟疫後的精神病患，特別用於青年、學校和公營醫療服務。英國人口約6700萬，香港則有750萬，讀者對兩地政府對精神健康關注的分野，心裏有數，能自行判斷。

筆者經常提起「香港精神」，就是市民努力自求多福，不能奢望得到有關當局慷慨的支援，但要抱合作的態度，積極做好本身的責任，有信心終於在連敗3次後，取得最後的勝利。現在我們首要的任務是消除「防疫麻木」的心理，因為有效疫苗的普遍使用，還有一段頗長的日子。港人一方面要勇敢面對目前的困難，切勿麻木散渙（Psychological Numbness）；另一方面，絕不能喪失鬥志和希望，要捱過最黑暗的日子，就會見到曙光。

面對來勢洶洶的新疫潮，市民切勿自暴自棄，反而要賈其餘勇，去配合政府實施的新強制措施。

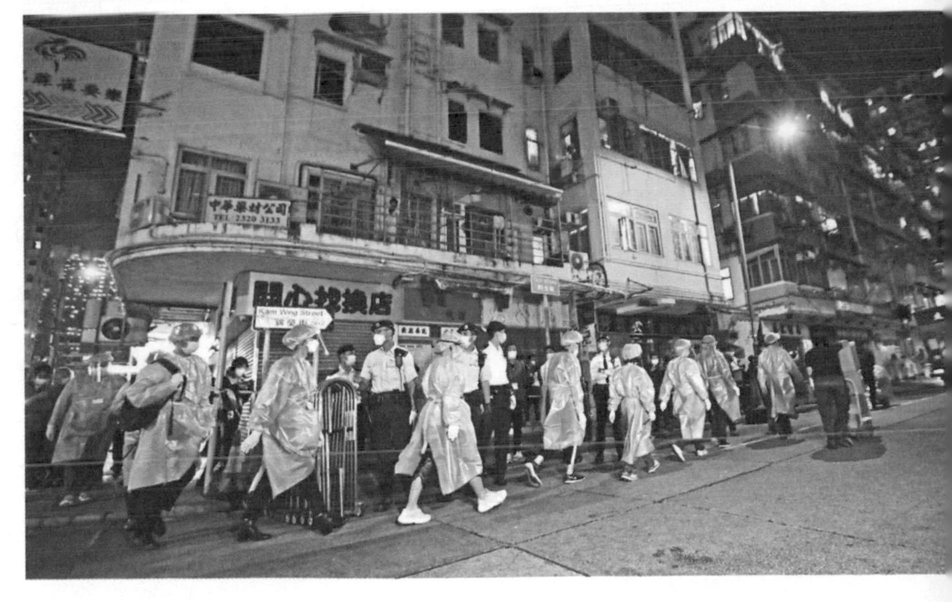

賈其餘勇耐心應對

港人自救成績有目共睹，疫情雖然爆發第四波，筆者認為是「非戰之罪」，而是大勢所趨、內外交煎所帶來的惡果。面對來勢洶洶的新疫潮，市民切勿自暴自棄，反而要賈其餘勇，去配合政府實施的新強制措施。現在去追究防疫失敗的責任，互相指摘，應該是不合時宜，也無補於事，因為「覆巢之下無完卵」。大家不要針對「染疫的群組」，也不用責難為着5000元才去測試有否染疫的人，而是釋出同理心，相互體諒，希望盡快遏止疫潮的擴大。

抗疫是一場持久戰，就像馬拉松的運動員，除了有強健的體魄之外，還必須具備堅毅的心理質素，雖然可能在途中意外地絆倒3次，但都要咬緊牙關，站起來勇往直前，因為在比賽的尾聲，身心狀態最是受壓，最容易放棄；如果抱有希望，知道終點在望，就一定能堅持到底。

「以史為鑑，可以知興替」，100年前的「西班牙流感」殺死了最少5000萬人，歷時兩年就消失得無影無蹤；18年前的SARS肆虐了幾個月，一樣是一去無跡。大概是近百年以來，人類的物質文明發展得太快，心理質素跟不上迅速的步伐，形成不平衡的精神狀態，以為必然是「人定勝天」：我們一定要在最快的時間控制疫情，研發出最有效的疫苗和特效藥，盡速恢復經濟發展。上述的想法，當然是無可厚非，但如果從另一角度去解決問題：增強適應能力（Resilience）、耐心（Patience）、寬容（Tolerance），以及記取歷史教訓，人類可能會更早走出目前的困局。

> 「香港精神」就是市民努力自求多福，
> 不能奢望得到有關當局慷慨的支援，
> 但要抱合作的態度，
> 積極做好本身的責任。

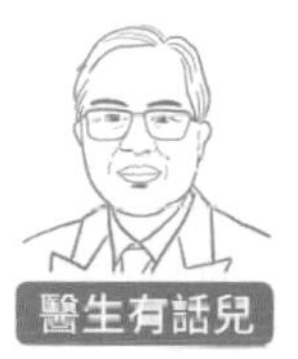

4 要捱過黎明前最黑暗時刻

2021年1月20日是庚子年二十四個節氣最後的一個：「大寒」象徵冬季接近尾聲，立春會接踵而至，是由陰轉陽的契機。同日又是4年一度美國總統換屆的日子。世界第一強國更換領導班子，必定會對全球未來的轉變有決定性的影響。天地變化莫測，當今世代的芸芸眾生，在這一兩年間便已飽歷滄桑。

歐美部分富裕國家，早已在月前對高危群組展開疫苗的「緊急接種」，連印度和印尼等發展中國家都加入其中行列，香港的疫苗亦已開始供應給市民接種。本地的「第四波疫情」由2020年11月開始到現在仍然未有跡象受控，2021年1月中更有一天過百感染宗數。

失業率17年新高

在「第四波疫情」未爆發前，港人滿心歡喜等待一連串節慶的來臨，有人還願意付出高昂的價錢，利用「港星旅遊氣泡」

的方便到獅城一遊，特區政府小盤算在染疫「清零」之後，怎樣迅速和內地恢復全面通關。誰知好事多磨，英國出現變種病毒；日韓疫情反覆嚴峻；內地和台灣亦有人「中招」；香港更有油麻地、佐敦和深水埗多幢舊式大廈成為疫區。香港的疫情由谷底反彈，令人十分掃興；經濟滑入深淵，失業率飆升至7%，創17年來新高。

辛丑牛年必定是一個不一樣的新年：幾乎所有慣常的慶祝活動都會取消，花市本來亦不能幸免於難，幸好政府「從善如流」，改弦易轍，決定將全港15個花市的攤位減半，也會採取控制人流的措施。上述的改動，有違避免人群聚集的原則，政府朝令夕改，花農自然破涕為笑，但也許有不少人憂心忡忡，擔憂疫情會「四捨五入」。

香港和其他國家一樣，總不能脱離COVID-19的魔爪，原因很多。最重要的無疑是社群中有很多「無症狀的感染者」，他們很難在測試病毒中被篩檢出來，於是成為隱形播毒者。香港表面上是「一人一罩」，但部分人只是虛應故事，防疫意識馬馬虎虎，更有煙民在通衢大道吞雲吐霧，旁若無人；樓上的無牌酒吧在禁令的「掩護」下，反而開得如雨後春筍，執法人員掃之不盡。有人歸咎當局執法不力，法例的阻嚇性有限，所以這些刁民才可以明目張膽，視法令如無物，損害公眾利益，令大多數守法的公民扼腕嘆息。

政府一連串的防疫措施有得有失，但總是給人不盡人意的觀感，到目前為止都賺不到市民充分的信心，對疫苗接種計劃埋下隱患。當局各項工作的透明度不足，訊息每有混淆矛盾；遇到失誤，未能大方交代原因，謙虛接受善意批評，例如前有豁免各地海員的病毒檢測證明，後有對在港少數族裔的防疫需要和宣傳掉以輕心，這都是當局不孚眾望的主要因素。

香港自開埠以來，由人煙稀少的漁村變身為國際金融大都會，力量從來不是由於政府有什麼雄才偉略，主要是市民大眾的自力更生。現在很多行業都因抗疫措施停止運作，被迫要向當局求援，是一個異數和變化，可能他們真是已走到山窮水盡。政府向市民「派錢」，用公帑補貼最受打擊的行業只是權宜之計，治標不治本，所謂「長貧難顧」。在這個艱難時刻，為政者一定要開誠佈公，諮諏善道，察納雅言，爭取民心，盡力做好接種疫苗的工作，帶領港人走出困局。

另一方面，普羅大眾也要積極配合當局的措施，切勿三心兩意，務必盡力捱過疫情最後的一關。什麼「抗疫疲勞」和個人自由，都不能成為卸責的藉口。沒有煙花滙演、花車遊行和幾十人的團年飯或春茗，雖然有點怪模樣，但大家只要明白萬事都不是理所當然，幸福快樂不是必然之事，過緊日子是人在生命旅途中的關卡。我們可以過得平淡些、安全些和知足些，以「新阿Q精神」獲取得來不易的感恩心情。當然，培養這種正向思維未必人人都可以做到，反過來或會有很多人陷於精神困擾，墮入負面思想的枷鎖之中。香港經歷將近兩年的動盪不安（包括社會運動），港人的心理壓力應該累積到警戒線（1967年華盛頓大學兩位學者合力編訂了一個「生活壓力指數表」，例如：最高分是失去摯愛的配偶（100分）、離婚（75分）、結婚（50分），兩年內積分超過300分，就會有可能出現各種情緒病）。讀者不妨利用此表，自我檢測近來的心理壓力是否超標，而作出相應的防範對策（見P.133）。

懂得馬死落地行

從歷史的長河觀察，大至民族、國家；小至城市、鄉鎮，都無可避免有運會興衰，起跌無常，其中有一些屹立不倒，但也有其他湮沒在時間的洪流之中。生存之道是懂得應變、適時轉變和勇於求變。香港以前有兩句鏗鏘有力的俗語：「馬死落地行」和「騎牛搵馬」是不無道理的。香港某大航空公司的一位機長因疫情被裁，可以放下身段，轉職去做巴士司機，就是真正的「獅子山精神」。太平山下無新事，港人應該保持和發揚傳統堅毅的適應能力，而毋懼於外圍和內在的改變，正如羅文在長篇電視劇《家變》中的主題曲歌詞：「知否世事常變，變幻原是永恒，此中波浪起跌，當然有幸有不幸……經得起風浪起跌，必將惡運變好運……」

目前接種疫苗是走出疫情的唯一方法，但現實上急就章的疫苗成效和人們的理想必有落差。特區政府行慢一步、謹慎行事是可以理解的，因為這可能是香港興衰的關鍵。

此時此刻，港人必須咬緊牙關，捱過這一劫，因為黎明前的一刻，每每是最黑暗的。

/ 五嚴抗疫 /

疫情嚴峻，嚴陣以待，嚴以律己，措施嚴謹，執法從嚴。願這個複方療法，會使香港早日藥到病除。

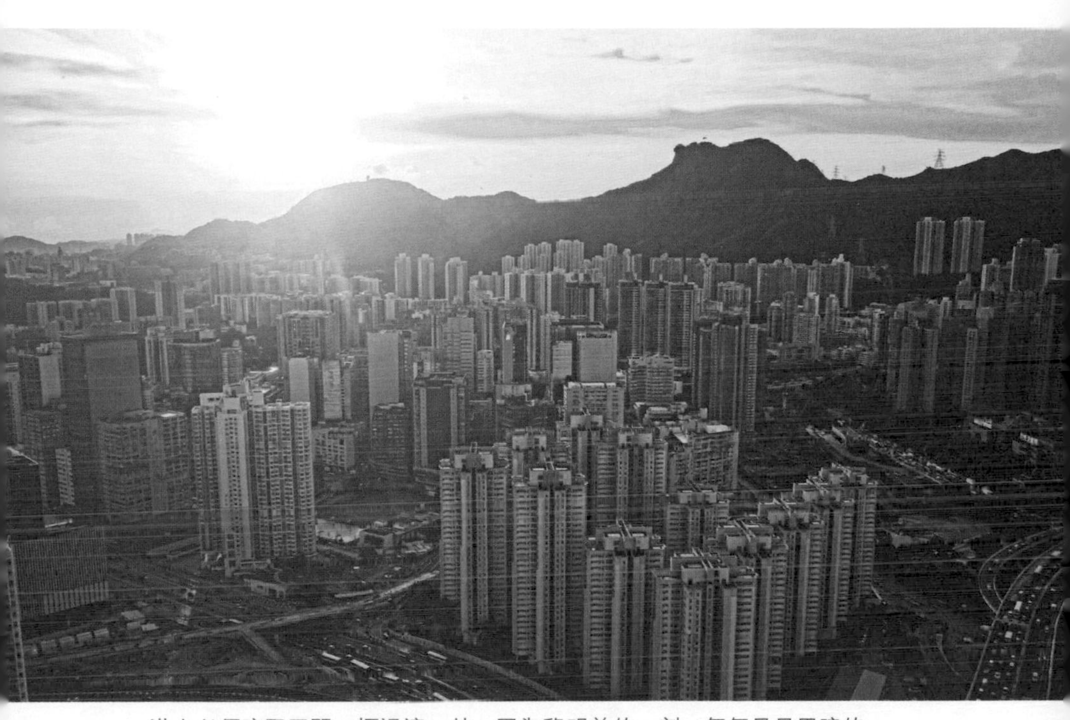

港人必須咬緊牙關，捱過這一劫，因為黎明前的一刻，每每是最黑暗的。

第二章

高壓都市下的情緒瘟疫

身處香港這個國際大都市，每個人都恍如在壓力鍋下生活。由幼稚園開始便要贏在起跑線，應付繁重的功課和考試以外還要精於各種技能；成人在職場上為了不被淘汰，要擁有十八般武藝，半生日夜拚搏犧牲睡眠健康只為購買一個數百呎的蝸居，重重壓力令人透不過氣來，抑鬱、焦慮、妄想等精神症狀就如瘟疫一樣侵襲700多萬港人，要戰勝精神上的疫症，學習提升精神抗疫力是每個香港人的必備技能。

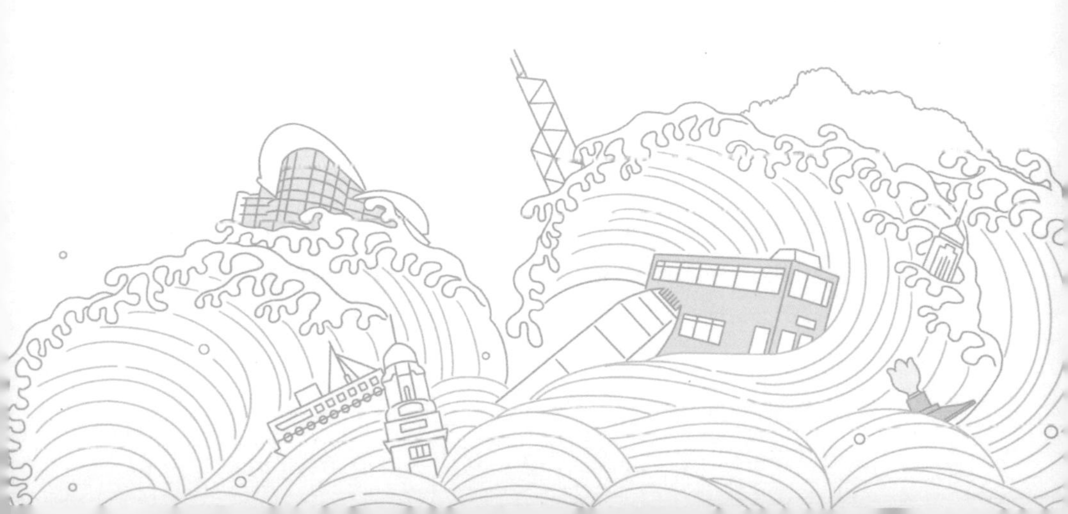

1 香港的開心指數vs抑鬱指數

有人問：「你開不開心呀？」或較專業地說：「你有沒有抑鬱的情緒？」相信很多人都會「丈八金剛」摸不着頭腦，茫然若失，啞口無言。因為什麼是開心很難有準則，人人的感覺都不同，但抑鬱則有專業的客觀醫學標準去量度。另外，不開心是否等於抑鬱？當然不是！可是抑鬱的人，一定是不開心。

香港和世界各地一樣，時常會有機構調查和公布種種「快樂/開心指數」。這些組織因應不同的需要，從不同的角度，向不同的群組，用不同的方法，搜集數據，所以可能會得出互相矛盾的結論。因為每一個調查報告，都針對社會某一個階層，有管中窺豹之嫌。

「香港開心D」（社企）根據其連續4年的調查結果，公布2018年港人的「開心指數」持續上升，由2017年的36%大幅升至2018年的49%。這個港人「開心指數」創新高的消息令人振奮莫名。報告指出有六成「打工仔」覺得工作是「樂多於苦」，這個正面的訊息，近來很少在香港聽見。

三成教員嚴重抑鬱

不過，有一個教育大學的研究報告指出：七成的「打工仔」因工作關係，食無定時，影響身心健康；六成人很少有機會和家人同枱吃飯，共敍天倫，容易釀成焦慮和抑鬱。問題的核心是由於香港人的工作時間過長：15.56%的人每周工作時數為50至56個小時；更有9.19%是嚴重「受害者」，他們每周的工作超過56個鐘。

另外，「香港教育專業人員協會」於2018年公布了一個有關「教師工作壓力」的研究報告，當中展示有三成以上的教學人員有嚴重的抑鬱情緒。這個結果成為城中熱門的話題，莫衷一是，引起大部分持份者擔心，因為這個「超高」數字，不禁令人懷疑學校的正常功能是否受損。

最後，又有一個理工大學社會科學系的報告發表：2018年2至6月期間，訪問了2120名中二至中五的學生，發現超過一成中學生曾參與「起底」（在未得當事人同意下，在網絡上公開個人資料，其中包括照片、就讀學校和感情狀況）。結果，逾七成的「受害者」感到抑鬱和焦慮。

社會科學的研究數據，不同於自然科學，不能構成一個定律或方程式，作為政策制定的參考當然有用，而絕不能視為金科玉律，因為社會人心不斷隨着時代的轉變而變易。為政者應以邏輯思考去判別這些研究報告的可信性，摘取其菁華作為施政指南。

有報告指出香港長者的「開心指數」比年輕人高。綜觀本地20年來的經濟、社會和政治轉變，青年所承受的壓力愈來愈大：學業和工作繁重、向上流的機會（Social Mobility）大幅收窄、生活質素下降、置業安居恍如空中樓閣、結婚生子難關重重……反觀，香港政府對老人的照顧比前進步，例如增加生果金和醫療券的金額，還有2元乘車優惠。

網絡校園欺凌日多

至於有更多港人因工作壓力大而有抑鬱症是否可信？根據醫管局的數字，精神科求診的個案逐年上升，情況日益惡化。當然香港自回歸以來，人口增長加速是客觀的事實。然而，是否市民的教育程度提高，對精神健康的重視較前加深？事實上，世界衛生組織在2000年因應全球社會環境的轉變，推算出抑鬱症於20年後將從「第四位疾病殺手」上升兩位，僅次於心血管病。筆者認為香港人的生活節奏急速，壓力從四方八面而來，當然不能幸免於世界衛生組織（The World Health Organization, WHO）的預測之外！

香港學生除了要承受長達十數年的考試壓力外，現在還加上「網絡欺凌」。香港個人資料私隱專員黃繼兒稱，本地的「網絡欺凌」有上升的現象，2016至2017年間，該署接獲的投訴個案上升達一倍，顯示四分一學生曾遭受「網絡欺凌」。在英國，有學生因不能忍受「網絡欺凌」而自殺。現時，有些學校和家庭都不是兒童成長的安樂窩，既不能遮風擋雨，還可能是欺凌的「鬥獸場」。

根據外電的報道，南韓的校園欺凌事件蔚然成風，不但弱勢的學生成為受害者，連部分老師也成為強悍的高中學生的獵物。這些老師受到語言暴力，甚至肢體衝擊的壓力，無可奈何。最可怕的是這種歪風竟然蔓延至高小。老師自顧不暇，又怎能保護受虐待的學生呢！

筆者相信香港的校園欺凌情況不會像南韓這樣嚴重，但老師的精神壓力則不遑多讓，所以教協的調查結果應該不是無的放矢。香港政府在九七前後陸續推行大大小小的改革，老師要有十八般武藝才能應付。本來當局要求教師不斷進修是無可厚非，但把教學目標本末倒置則是愚不可及，例如剛畢業正在找尋教席的教師要考取「導遊牌照」，以方便帶領學校眾多的「遊學團」；有青壯的「合約老師」，為了要成為「常額老師」，努力自費考得「潛水員牌照」，以安置學校魚缸培殖出的珊瑚BB到海底。

上述「非教學」工作的例子不勝枚舉。香港數以萬計的中小學老師面對接踵而來的新挑戰，見不到隧道的盡頭，內心的焦慮令他們將面對「負重駱駝背上的最後一根稻草」慘況。試想在這樣的教育氛圍下，老師自身難保，又怎能執行真正的教育工作——傳道、授業和解惑。

筆者不是完全否定壓力對工作的好處：正向的壓力能鞭策人們，盡情發揮潛能，使工作日臻完美；全無壓力的環境使人渾渾噩噩，一事無成。壓力的效能在不同的情況下有不同的效果。壓力持續增加，達到臨界點，使人的情緒從正向變為負面，效率不升反降，成為抑鬱的淵藪。

面對這個積重難返的局面，市民要自求多福，放開心情，互助互愛，多做有益身心的運動，樂天知命，以抗衡抑鬱症的襲擊。所謂「預防勝於治療」，學校和家庭都有責任，向兒童提供安全的成長環境，使他們有被愛的溫暖感覺，對人生有美麗的憧憬和自信心。

如果學童能有系統學習「精神健康教育」，一早打好免疫基礎，他們的「開心指數」必然高企，有能力對抗焦慮和抑鬱的魔爪。

/ 精神健康教育 /

兩位內地學者在2018年8月號的《刺針》(*Lancet*)發表論文，題為〈中國的學校課程應該包括精神健康教育〉(*Chinese school curricula should include mental health education*)，對香港極有啟示作用。學者都認為精神病理的機制，會由近因延伸至遠因。近因包括：生命中突發事件、開學、考試成績及同儕關係的不快；遠因比較複雜，主要是未經處理好的潛在和持續壓力，例如校園欺凌和自我形象低落。

嚴重的校園事故多是當事人承受不住長期壓力所致，世界衞生組織(WHO)指出大部分國家都沒有提供全面和有系統的資源去教導學生怎樣面對壓力。

精神健康教育一定要從小做起，盡快引入正規課程是當務之急，以增加我們下一代的「抗疫能力」。

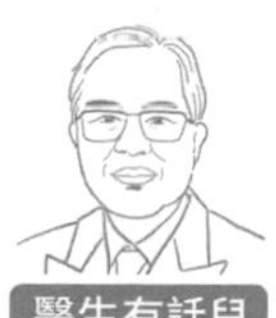

醫生有話兒

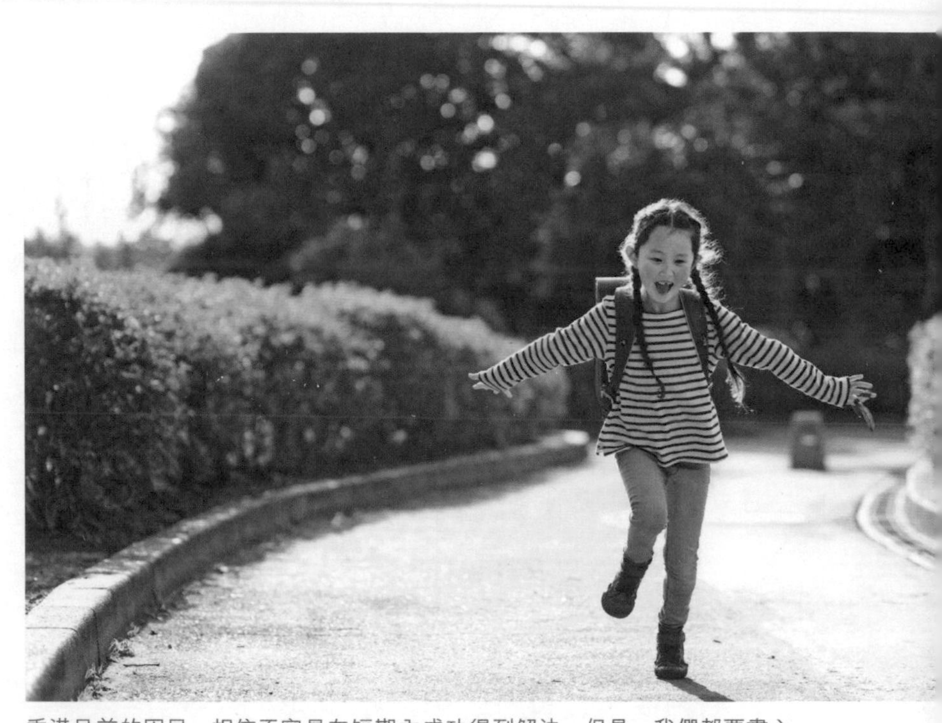

香港目前的困局，相信不容易在短期內成功得到解決，但是，我們都要盡心盡力為自己的家園各盡己任。

2 東方之珠變成抑鬱症疫區

以梁卓偉教授為首的香港大學公共衛生學院發表了2019年的調查報告，宣稱抑鬱症已成為本地的「瘟疫」。當然，梁院長所指的「疫症」，不是人傳人或是動植物傳人的「傳染病」（Epidemic，例如港人聞風喪膽的SARS）。梁教授指的是抑鬱症，由於各種社會原因，包括人與人、社群和社群的接觸，觸發更多市民有抑鬱症的症狀。

港大醫學院自2009年開始便展開上述的調查，並每年恒常公布研究結果。2011至2014年的「抑鬱指數」平均是1.3%；2014年「佔中事件」和「雨傘運動」時，數值急升至5.3%，而潛在自殺風險是3.6%；2019年6至7月，指數飆升至9.1%，而潛在自殺風險是4.6%。「佔中事件」、「雨傘運動」和「反送中行動」，是一連串衝擊社會人心的激烈行為，大部分市民在情緒上都會受到某程度的困擾，所以這個調查的結果有頗高的準確性，值得精神健康服務界參考，以作準備去幫助病患者恢復身心平衡，重建被撕裂的社會。

中年較青年困擾

港大的調查報告是分為各個年齡群組。令人稍為詫異的是：最受影響的不是青年（20至29歲），而是50至59歲的中年人；後者的指數是11%，竟然比前者高出一倍。這個現象很值得有關學者作深入探討。

筆者初步估計，這批中年人成長於上世紀六七十年代，親歷香港經濟起飛，成為「亞洲四小龍」之一，賺得「東方之珠」的美譽，更成為與紐約、倫敦齊名的國際金融城市。他們眼見香港的優勢逐漸褪色，加上近年社會的矛盾不斷加深，重新擦亮這顆珍珠璀璨的光輝，似乎是力有不及。相反，年輕人未直接享受過香港最輝煌的日子，當然不可能追懷往昔，只能擁抱目前，努力開創未來。

真正的傳染病是由細菌或病毒透過各種媒介，例如空氣、昆蟲、體液，由一個生物個體傳往另一個生物載體。中世紀歐洲盛行的鼠疫就殺死三成多人；剛果再爆發伊波拉病毒（Ebola Virus），世衞（WHO）已經定性為「國際公共健康緊急事件」；香港的「送中風暴」無論是什麼性質，都是萬分危急，港人情緒受折磨，港府企圖以時間換取空間，淡化問題，筆者覺得是行不通的。

香港的「抑鬱疫症」是透過各大傳媒向700多萬市民廣泛報道

這個「各自表述」的社會運動，令部分人產生精神困擾，甚至挑起潛伏中的抑鬱，成為一種群眾心態（Collective Mind）。

換句話説，社會大眾的心態會被左右，變得悲觀或樂觀；激進或和平，例如口若懸河的希特拉，可以説服德意志民眾，發動可怕的「第二次世界大戰」。

注射精神強心針

2003年的SARS是香港開埠以來僅次於鼠疫的最嚴重瘟疫，當年共有299人身亡，其中包括多名醫護人員，加上同年4月1日「超級巨星」張國榮在文華酒店墜樓身亡，這時的香港正陷入愁雲慘霧之中。可是，香港人並沒有失去信心，以無比鬥志推動大家奮鬥，衝破陰霾見青天，例如已故香港醫學會會長勞永樂醫生，當年囑咐筆者去糾正當時市民的負面心態，在各個平台（學校、社區會堂、電台、電視台和各大報章）呼籲大家站起來，自己注射「精神強心針」，重振港人的鬥志，而香港精神健康促進會遂應運而生，肩負宣傳精神健康的重任。因為當時的民意一致，在同心協力下，香港很快便恢復元氣。

不過，由2014年至今的社會分歧，市民之間的分化和各走極端，迅速滋長。有關當局就像手術失誤，錯判惡性腫瘤的正確位置，使潛伏的癌細胞伺機突然急速散播，一發不可收拾。

同舟共濟棄成見

香港目前的困局，相信不容易在短期內成功得到解決，但是，我們都要盡心盡力為自己的家園各盡己任。首先，每一個香港人都需要「自保」，「自保」的第一步是掙脱抑鬱的枷鎖；所謂要助人，就必先自助。

我們嘗試以《禮記．大學》「八條目」中的前六項，審視自己對香港目前困局的認知：「格物致知」——對於亂子的來龍去脈、前因後果，有沒有充分的認識；「誠意正心」——有沒有細心分析各方面的意見，客觀公平地作出結論；「修身齊家」——挺身而出，維護公義，以理服眾，但也要有「道不同，不相為謀」的心理準備。

2019年社會運動中警方和群眾的暴力衝突最令人痛心，亦相信是引起部分港人罹患抑鬱的主因之一。要預防「抑鬱症」的蔓延，市民可以自己接種「心理防疫針」。傳媒鋪天蓋地去報道有關事件，大家如果覺得心中不快，有鬱悶的感覺，便應該立即抽離（轉移視線），放鬆心情，重拾自己的興趣，例如運動、看戲、行山，離開香港到外地散心。「心理防疫針的加強劑」則是避免在社交平台和其他場合和異見者唇槍舌劍，爭論不休，以防有肢體觸碰。

根據多年的研究，患有抑鬱症的病人，有七分一機會有自殺的念頭，所以不能掉以輕心。抑鬱症的症狀以前已詳述，總括就是長期「無心機」（工作、讀書、興趣、吃飯⋯⋯），有時還會出現「身心症」（Psycho-somatic Diseases），最普遍是經常頭痛、胃酸倒流、腸易激、便秘和失眠等，這時一定要接受專業人士的治療和輔導，以免病情惡化。

「治國平天下」，不是香港的能力範圍之內，香港人只能做好自己的本分，化解分歧，求同存異，互相尊重對方發表意見的自由。香港主要是一個「經濟城市」，太過政治化，便可能有狗尾續貂的惡果，不利生存。

家和萬事興，社會雖然累積了沉重的矛盾，但大家都應該放下成見，抱着同舟共濟的精神，各自退讓，敞開和解的契機。上述寬宏大量的心態，決不是患有抑鬱症的人所具備的。希望港人能透過各種方法，例如靜觀（Mindfulness，身心鬆弛的靜坐運動），以保持腦分泌正常，使情緒穩定，防止抑鬱。大家嘗試以《尚書》十六字真言的「允執厥中」，用公平、公正、公開的形式，自己解除困局。

／ 精神病與社會經濟 ／

瑞士達沃斯舉行的「世界經濟論壇」，有專家指出焦慮症的數字已超越抑鬱症，估計每年的經濟損失，高達16萬億美元。

3 焦慮新時代（上）

2019年1月初，瑞士滑雪旅遊名城達沃斯（Davos）舉行了一年一度全球精英雲集的「世界經濟論壇」。顧名思義，論壇內容主要關於財經問題，有時也會涉及重要的全球健康危機。因為人類健康出現嚴重問題，對經濟一定會產生極大的負面影響和壓力，造成難以估計的損失。

在論壇中，有專家提出一個令人吃驚的數字，使「非業界」人士難以相信：患上焦慮症的人數已經超越抑鬱症。筆者曾經轉述「世界衛生組織」在2000年的推斷：到2020年時，抑鬱症將會從當時的「第四位人類健康殺手」躍升2位，成為僅次於心血管疾病（Cardio-vascular Diseases）的「第二號殺手」。如果焦慮症真是超過抑鬱症，情況更為可怕！實際上，筆者在各傳媒中早已斷定各種精神病的數字總和起來，即普通/輕度的精神病（Common Mental Disorder, CMD），加上較嚴重的精神病，例如妄想症、思覺失調（精神分裂）和兩極性情緒病（鬱躁症），必成為「人類健康頭號殺手」。

跟抑鬱症「孿生兄弟」

話當説回頭，為什麼説「非業界」人士才會對上述數字感到驚訝？業界人士就不覺得驚奇？

業界人士早已知道焦慮症的病人很多，因為它包括的範圍很廣闊：

一是經常性焦慮症/廣泛性焦慮症（Generalized Anxiety Disorder），簡單地説是「乜都驚一餐」。

二是驚恐症，患者在極度緊張下會覺得呼吸困難，甚至瀕臨死亡邊緣；心跳大幅加劇，趕去急症室救命時又安靜下來，恢復正常。

三是五花八門恐懼症，有幽禁恐懼症（患者不適應有壓迫性的環境，例如在人多擠迫的車廂，或鑽進如棺材般的磁力共振機接受檢查而產生過激的情緒反應，要堅決立即逃離現場）、畏高症、畏懼乘搭飛機、畏物症（見到某類東西，例如遇上一些昆蟲，便害怕得要死，須立即逃避）。

其實，很多身心症（Psycho-somatic Diseases）都是焦慮症的一種，例如患者經常擔心自己身體各器官出現毛病：做了些運動，心跳有點急促，就找心臟科醫生檢查；吃了自助餐，肚子有些痛，便找腸胃科醫生診治。這些都可統稱之為「疾病焦慮症」（Illness Phobia）。

四是社交恐懼症（Social Anxiety Disorder）。有些研究指出患上社交恐懼症的病人，數目不下於抑鬱症，甚至尤有過之。以精神病範疇而言，這些病人佔總病例20%以上。

綜合上文，可見焦慮症一定不會少於抑鬱症。但有趣的是抑鬱和焦慮好似「孿生兄弟」，即是兩種病症多會接踵而來，或同時出現。問題是哪一個病的病徵較為明顯，通常是焦慮症搶先一步，如果病人未能立即求診，病情惡化，潛伏的抑鬱症就會冒起。臨床經驗告訴醫護人員，兩種精神病的症狀多數會糾纏在一起。

為什麼會有焦慮症？它是屬於CMD，是較輕度的精神病（香港人患上CMD佔總人口的13.3%，當然包括焦慮症）。焦慮症的形成，大抵是基於內在的遺傳基因，和外在環境的影響。CMD的出現，環境因素多數大於遺傳影響；有別於嚴重性的精神病，遺傳因子產生的力量較大。

加劇焦慮症數字飆升

焦慮症和抑鬱症一樣，外在環境的影響較為重要。筆者認為近十幾年的人類世界生態的轉變，加劇焦慮症數字的飆升。

達沃斯的「世界經濟論壇」上，為什麼會有人提出焦慮症作為討論問題之一呢？因為有專家估計，焦慮症可能造成全球每年經濟有16萬億美元的損失！這個數字能不令人咋舌嗎？

剛才已經討論了焦慮症較受外在因素的影響，所以世界各地的落差可能不少。有研究認為全球有12%的人口患上焦慮症，而5%至30%的人一生之中至少患病一次；女性的患病人數比男性多達2倍；歐美等先進發達國家的發病率比其他發展中地區高。

如果焦慮症病人未能立即求診，病情惡化，潛伏的抑鬱症就會冒起，因此切勿諱疾忌醫，要及早治療。

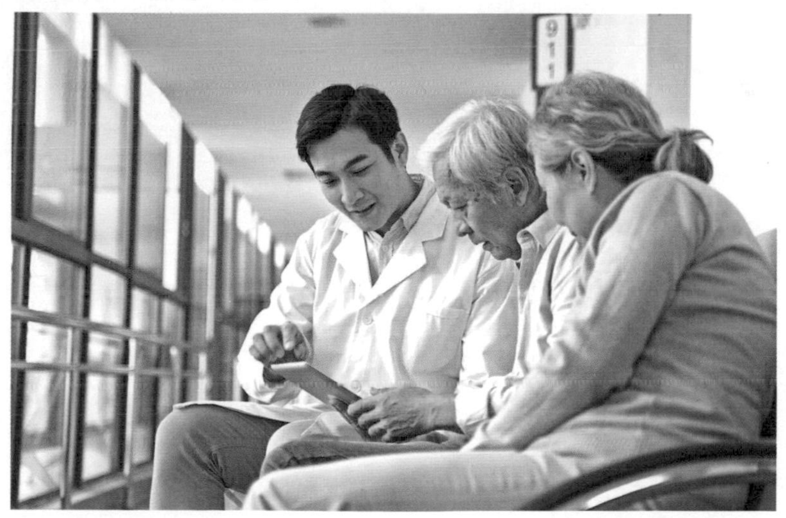

擔心老來沒財力醫病

香港情況比起世界各地有何不同？本地有研究指出，港人焦慮症的發病率大約是4%至5%，亦以女性病人居多。總括來說，焦慮症在每一個年齡組別都會發生，而以童年至中年期較多：

1. 少年時代，學業成績至為重要，讀書和考試對莘莘學子構成巨大的壓力。他們擔心成績不濟，會在同儕朋友面前抬不起頭；害怕辜負父母養育之恩；憂慮不能升上大學，影響前途。

2. 青年時代，感情和工作的困擾陸續出現。單以職場而言，「朝九晚五」不再是工作常態，加班和超時工作愈來愈普遍。香港是一個競爭激烈的社會，工作日夜顛倒及輪班，使很多人身心俱疲，違反人類「日出而作，日入而息」的自然模式，加上沉重的工作壓力（辦公室政治和人際關係的疏離），使很多「打工仔」視上班為畏途。

   另外，青年男女的感情關係愈來愈複雜，離婚率接近50%。他們的感情道路波折重重，就算結成鴛侶，也有很大機會變成「冤侶」，在勞燕分飛的過程中，男女雙方都會有很大壓力。

3. 中年時代，最令人擔心的是經濟問題。這時大多數人已經成家立室，可謂「上有高堂，下有妻兒」。一個人獨挑大樑，扶老攜幼，自然憂慮工作的穩定性，惶恐於「減薪裁員」的陰霾中。如果家庭成員之間出現不和，作為一家之主，壓力肯定更大。

4. 老年時代，長者的定義已有變化，香港政府近年把長者的年限由60歲推後5年。以實際年齡定義何謂「長者」有很多不足之處，同是一個65歲的人，其經濟和健康情況可能有天淵之別。普遍而言，大多數普羅大眾，在花甲之年前後都會擔心自己身體衰弱及患有惡疾時，口袋裏有否足夠的醫藥費？他們最怕行動不便，需要別人照顧，憂慮「久病床前無孝子」。

上述是以「微觀的角度」去分析香港的現況，如以「宏觀的角度」去解構現象，則是「世界的變動」：資訊科技的日新月異，每個人每天都從智能電話接收很多資訊，對我們的情緒有很大的影響。正如《老子》說，「不見可欲，其心不亂」，「五色令人目迷」。

“精神病成為「人類第二號殺手」。”

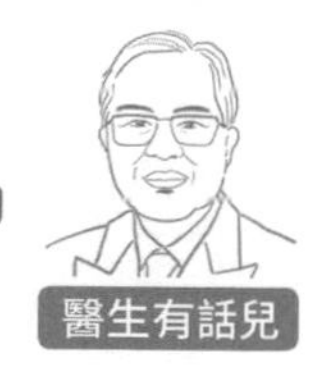

4 焦慮新時代（下）

雖然老子的學說早在二千多年前的中國流傳，但應用於二十一世紀的全球新世代仍歷久常新。上一篇重點說明焦慮症已成為人類最大的威脅，在各方面都損害我們的福祉。

筆者經常提醒社會大眾有關抑鬱症的遺害。現在，焦慮症的數字超過抑鬱症，似乎是意料之外。其實，抑鬱症和焦慮症不但像一對孿生兄弟，簡直無異於一個錢幣的兩面。究竟誰是老大因人而異，很難有定論。抑鬱和焦慮雙劍合璧，可能會橫掃天下的醫療系統，使全球每年的額外經濟負擔遠遠超越16萬億美元。

不斷追逐慾望

二十一世紀的特色是互聯網和智能手機的超高速發展。人人手上一部手機，透過互聯網，便可達到佛教的「無上境界」——「天眼通」和「天耳通」。掌上一副小機器，千萬條訊息在瞬間接踵而來，無遠弗屆，令人目眩心惑，慾望大增。網上的天地就如虛擬世界，五顏六色；又像萬花筒的玻璃畫面，破碎了，可以重新組合，使人樂此不疲。這樣可能造成一種不斷追逐慾望的心態，但當總是捉不緊、找不着的時候，焦慮的情緒便會油然而生。

另外，「網絡欺凌」（Cyber-bullying）的事情滿目皆是，使用家分別成為狙擊手和被害者。筆者診治過不少焦慮症患者，部分病人是由於在手機群組中被人狙擊，造成情緒困擾，甚至引發潛藏的精神病。筆者有感賦詩（打油詩）：

「自言自語無交流，畀人窒親眼淚流；無暇騷你酸溜溜，問君究竟留唔留？」

「留」者是「繼續留在群組內」。

筆者無意否定互聯網的巨大用處，而是着力揭開它可能形成「人類焦慮的新時代」的原因。下面就是一些具體例子：

1. 英國廣播公司（BBC）年前曾報道一名少女因受網絡欺凌，內心焦慮，惶恐不安，在無處求助下憤而自殺身亡。

2. 國際恐怖主義威脅。隨着「伊斯蘭國」（IS）的窮途末路，看來接近尾聲。其實這種暴力行為，有很大機會化整為零，由在伊拉克和敍利亞的大規模屠殺轉變為「孤狼式的自殺恐襲」。IS以前的興起，成立極端伊斯蘭原教旨主義的「理想國」（Caliphate），引起各國政府的焦慮，亦吸引不少歐洲激進分子的興趣。他們透過互聯網聯絡IS，並千方百計偷渡前往參加「聖戰」。多年前，3名15歲的南亞裔英國籍少女在網上認識IS，喬裝出走，加入「聖戰」。可見網上的訊息有難以想像的魔力，能令人焦慮不安和狂喜萬分（Euphoria），做出匪夷所思的行為。

3. 香港人對「中美貿易戰」的消息特別敏感，怕一旦雙方談不攏，互相制裁，我們便會遭受「池魚之殃」，所以，談判的消息無論好壞，都會直接影響股市的升跌，使投資者時而興奮，時而焦慮。其實，不少人都明白所謂「中美貿易戰」只是大國爭霸的「冰山一角」。新一代互聯網絡（5G）的發展，當然是中美之戰的「必爭之地」，有人更擔心這個形勢會重蹈「美蘇冷戰」的覆轍，更自然憂慮世界和平會受到威脅。

4. 中國自上世紀七八十年代開展改革，經濟、軍事和科技進步神速，一方面挑戰美國霸主的地位，另一方面令部分港人不安，害怕香港的優越地位逐漸被取代，並焦慮2047年後的光景。這種情況可能促使某些港人家庭出現杞人憂天的行為——考慮是否生育兒女，移民和送子弟提前出國留學。

5. 上述是港人的「遠慮」，而我們的「近憂」是居住問題：公共房屋的輪候時間將會延長到6年；港府的財政來源主要仍然依靠地產相關的收入；貧富懸殊愈來愈嚴重，社會的怨氣累積無處宣洩。

筆者有理由相信上述的焦慮情緒會有滋長蔓延的趨勢，人心愈接近2047年，會愈酷似1997年的形勢。

所謂「達則兼濟天下，窮則獨善其身」，大家都是普羅市民，不需要如國家領袖般憂心天下，扭轉乾坤。我們的責任在於保育家庭，為子女籌劃較寬闊的前途。首先，各位要身心健康，才能扶老攜幼。焦慮的具體表現是來自四方八面的壓力，無法逃避。因此，大家不要害怕焦慮，而應以正面態度面對，把它轉化為積極工作的原動力。如果焦慮泛濫失控，就要求醫診治，還要注重日常生活的規律。

焦慮症屬於輕度的精神病，病發原因分為內在的遺傳因素，及外在壓力構成大腦神經的生化傳遞分泌物運作失衡。前者，醫學界在可見的將來是束手無策的；後者，我們可以作出某些針對性的預防措施。

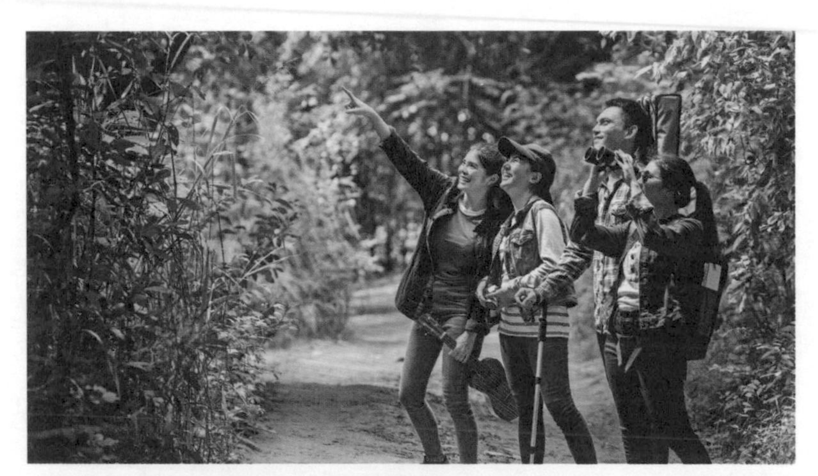

焦慮症患者除了求醫之外，平日亦應盡量抽時間去接觸大自然，多曬太陽，吸取多點新鮮的空氣。

跟網絡「斷捨離」

人類經過進化歷程，身心結構是配合「日出而作，日入而息」的規律。可是，很多香港人為生活打拚，過着「食不定時，睡不安寐」的生活，不但工時長，而且日夜顛倒，還有居住和工作環境極其擠迫，趕上班、趕上學，人人行色匆匆，整個社會充滿壓力，部分更掛着焦慮抑鬱的面孔。我們無可能走回頭路，只能移船就磡：

1. 爭取多些休息時間，減少無謂應酬，切勿濫用手機上網，懂得怎樣與它「斷、捨、離」，更不要有「無手機恐慌症」(Nomophobia, No Mobile Phone Phobia)。

2. 恒常的運動是必不可少的。世界衞生組織建議，人們一周之中最少要做3次、連續30分鐘的中強度以上的有氧運動。

3. 有多元化的社交生活，培養健康的興趣，和不同的朋友交往，一同分享和分擔生命中的悲喜苦樂。

4. 盡量抽時間去接觸大自然，多曬太陽（能促進大腦分泌快樂物質——多巴胺），吸取多點新鮮的空氣。

5. 正常的生活守則：不吸煙、不酗酒、不濫用藥物、不吃垃圾食物（高鹽、高糖、高脂和醃製的東西）。

希望政府能夠為民謀劃福利，制定最高工時法例，增加公眾假期的日數；增建康樂體育場館；改革考試制度，減低學生的考試壓力。

從哲學角度看，焦慮是由外在的慾望引發的。如果我們節制慾望的追求（減少看手機無窮無盡的訊息），不要胡亂和別人比較成敗得失，就自然可以減輕焦慮。

筆者知道這是不容易做到的，但希望與諸君共勉！

/ 足球運動有益精神健康 /

參加足球運動的過程牽涉很多社交行為，包括賽前的訓練準備、比賽期間隊友之間的合作和默契、賽後的檢討和勝利後的慶祝，都會經過很多人的接觸和互動，而這一連串的活動模式，對身體和精神健康均有很大好處。

“很多病人都被怠惰的心理束縛，
未能自動自覺去做運動，
要解決這個問題，
需要家人和朋友熱情的鼓勵，
最好是陪病人一齊做運動。”

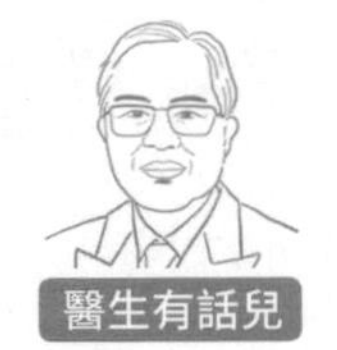

5 四分一年輕女性受情緒困擾

近數十年，女性的平權運動相當成功，全球大部分地區，男女在社會中的政治和經濟地位基本上已達到平衡。例如上世紀末的英國首相鐵娘子戴卓爾夫人、德國總理默克爾，在世界政壇上互相輝映；後起之秀還有紐西蘭女總理，更有香港特區首位女性行政長官。

女性隨着社會逐漸開放，接受高等教育的機會愈來愈多，在各個專業範疇和男性平起平坐，甚至有紅妝勝鬚眉的趨勢。「絲蘿非獨生，願託喬木」的男尊女卑情況不再出現。現在考進香港各間大學的女生人數早已超過男生，這包括兩所大學的醫學院，可見女性在香港的地位會更為吃重，在職媽媽要兼顧內外，很多人認為她們所承受的壓力是最大的。

根據2019年英國廣播公司（BBC）的報道：當地17至19歲的年輕女性受情緒困擾（主要是抑鬱和焦慮）竟然高達23.9%，冠絕所有男女年齡群組（5至10歲的群組：男性

12%，女性6%；11至16歲的群組：男女同是14%）。當然，英國和香港在各方面都有不同，但這個現象依然值得本地精神健康服務界的關注，以防患未然。

網絡如雙刃劍

根據英國國家醫療服務體系（NHS）的統計，當地四分一年輕女性受情緒困擾，比同齡的男性高達一倍以上；其餘的年輕群組沒有這樣嚴重，但都有上升趨勢，例如5至15歲有多於1%增長。上述的研究雖然只涉及9000個個案，但在統計學上已有不錯的可信程度。

當地的專家對這個發現表示驚訝，認為17至19歲的年輕女性，如果出現精神困擾，一半人或會有自殘行為（割脈、鎅手、拔甲和脫髮），甚至有自殺企圖，可能基於下列3個因素：

一是自我形象的壓力（Body Image Pressures）：過胖和過瘦都會影響她們的自信心和社交能力，或會造成攝食障礙（Eating Disorder），嚴重的可能惡化成厭食症（Anorexia），導致生命危險（世界知名的木匠樂隊女歌手Karen Carpenter便在32歲死於厭食症所引起的心衰竭）。

二是考試壓力：凡是有競爭和淘汰性質的公開考試都會衍生壓力，在英國也不能避免，尤其是想進入牛津、劍橋大學讀書的高材生。

三是社交媒體的負面影響：女性在網絡欺凌（Cyber Bullying）方面比男性更容易成為受害者，尤其是在性侵犯案件之中。

各方專家暫時都未能確定上述三者之間的相互關係和相對重要性。不過網絡欺凌泛濫全球，早已有報道稱若干青少年因直接或間接遭受這種「無形虐待」而自殺身亡，所以特別受到關注。智能手機面世已超過10年，它成為現代人生活不可分割的一部分，情況由「無手機恐懼症」（Nomophobia）到網絡欺凌，兩者是因果關係。

各國政府都應該知道「網絡濫用」對社會的威脅，但基於言論和訊息自由，無從取得社會共識，也無可能立法規範。政府做不到的，希望民間團體和輿論能起到一定的制衡作用。不過，筆者對這方面不表樂觀。

據報一名馬來西亞少女生活得很不開心，於是公開在社交媒體徵求解決方法。轉瞬間她收到很多意見，其中逾60%建議自殺是最好的解脫，說是一了百了。只有31%鼓勵她不要死，要堅強活下去，受害者竟然聽從這些無聊、開玩笑的提議，真的自尋短見而身亡。這件不幸的事情似乎是宗極端案例，但很多年輕網民對自己獲得多少個Like和Dislike相當介懷，嚴重影響他們的心理狀態和日常生活。

2019年復活節，斯里蘭卡遭受連環自殺式恐襲，傷亡慘重，該國政府立即下令封鎖所有社交平台，防止假消息散播，挑起種族報復仇殺。可以見得電子網絡是一把雙刃劍，有利有弊。現在全球專家對網絡訊息和精神病的關係還沒有定論。不過網絡正如生火，能善用工具，則其利無窮；不善利用的話，其害之大亦是難以逆料。

英國雖然在精神健康服務方面不在領導地位，不及澳、紐、美、加，但他們知道制度上的不足，努力去裨補闕漏，但限於財政掣肘，致使情況不盡人意。據説英國財政部雖然左支右絀，但在確認問題的嚴重性後，準備大規模撥款，以應付所需。反觀香港當局，對改善精神健康服務方面的投資卻非常吝嗇和短視。

整個社會損失

總的來説，女性比男性較易出現精神問題，業界不能忽視英國這個最新研究，因為年輕女性對社會的貢獻可能勝過男性，對整個香港社會的發展舉足輕重。港英兩地都同樣面對精神健康服務不足的弊病，只是前者猶有過之。

一名18歲的英國少女，13歲時便患有焦慮和驚恐症，跟着還有攝食障礙。她最終萌生自殺念頭，要入院接受治療。一個有美好前途的年輕女性，在其黃金歲月中失去很多東西，這不單止是她個人極大的傷害，而且是整個社會的損失。

專家都認為青少年期是人生發展的關鍵，尤其是大腦正在轉型成熟，所謂「預防勝於治療」，適時的介入，對減低青年患上精神病特別重要，所以有關當局，一方面要增加精神健康服務的經費，另一方面務必要在學校和社區中心主動尋找（Identify）需要接受治療的年輕人。

女性在網絡欺凌方面比男性更容易成為受害者。

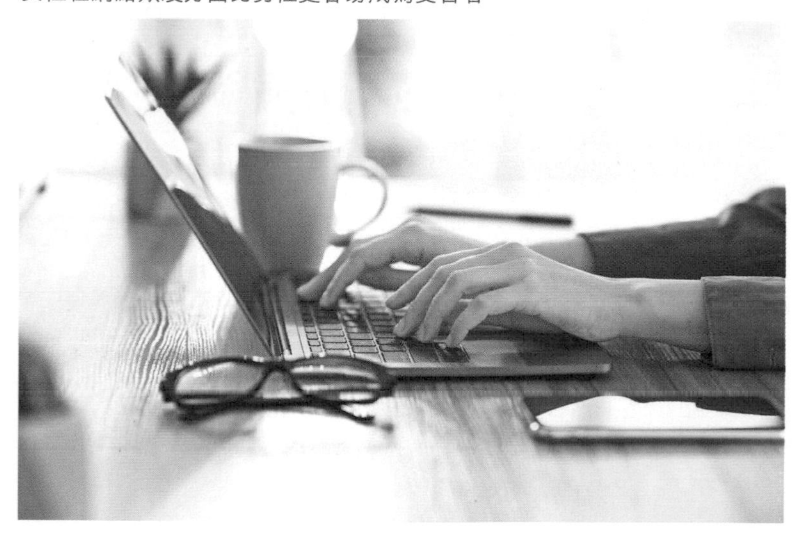

2011年香港曾經有精神健康普查，幾年後公布調查結果，發現13.3%的市民有普通/輕度的精神病（CMD），這個數據在學術上不能和上述的英國研究類比，不過有啟示和警誡的作用。

/ 芬蘭青少年情況 /

每一個地區都有其獨特的問題，例如北歐芬蘭的青少年（13至17歲），女孩子患有抑鬱症和焦慮症的數字激增；男孩子則多有情緒和社交障礙，還有過度活躍症和專注力失調的麻煩。

“有研究認為全球有12%的人口患上焦慮症，而5%至30%的人一生之中至少患病一次；女性的患病人數比男性多達2倍。”

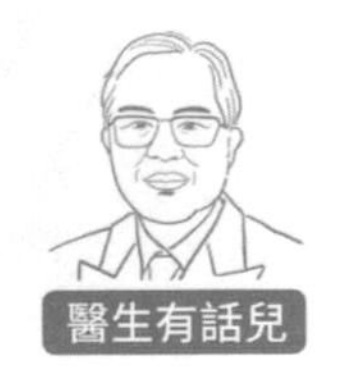

6 香港人的適應性情緒障礙

特區政府的《逃犯條例》修訂建議遭受部分市民激烈反對，雙方互不相讓，由2019年6月導致一連串示威和警民衝突。每個星期日都出現示威，接續就是警方和市民的肢體接觸，引起社會的動盪不安。

香港大學醫學院2019年7月份公布一項研究報告，指出港人的抑鬱指數高達9.1%，而自殺風險升至4.6%，是2009年有紀錄以來的最高點。研究的負責人將上述的症候定性為「疫症」。筆者有理由相信這個數字在打後的日子有機會再創新高。事實上，普遍市民直接和間接地容易遇到社會暴力事件，擔心和恐懼的情緒激發抑鬱的症狀，是自然不過的事，而這些精神性的障礙更可能衍生另一種症候——「適應性情緒障礙」（Adjustment Disorder）。

與抑鬱焦慮相若

適應性情緒障礙和「創傷後壓力症候群」（Post-traumatic Stress Disorder, PTSD）是相類的精神病，只是前者程度較輕，但絕對不能掉以輕心，否則會形成不可預料的傷害。

有些市民患上適應性情緒障礙，幾乎是可以肯定的。

PTSD是指人們遭受嚴重的打擊，造成生命威脅或劇烈的精神創傷，之後形成的身心損害而產生的精神疾病，估計女性佔12%，男性佔8%。當中的症狀主要分為兩大類：

一是和抑鬱焦慮的情況相若，除了失眠（因為害怕發夢）和千奇百怪的「身心症」之外，病人經常在夢中不斷出現誘發病情的不快事件，縈繞糾纏，造成極度困擾。這種不愉快的經歷甚至會在病人清醒時以片段的形式突然在腦海中閃現（記憶回閃，Flash back），形成驚嚇。

二是病人避免接觸和不快事件相類的事物（Avoidance behavior），甚至企圖摧毀相關的事物，其認知和感受，相對於病發前截然不同。

上述的症狀多數在創傷事故發生後出現，而且會持續一個月以上，便可以確診為PTSD。

港大研究報告指出香港出現「流行抑鬱瘟疫」，是學術性的研究，而筆者體會到港人可能同時「感染」適應性情緒障礙，是臨床的經驗。PTSD和適應性情緒障礙，雖然是兩種不同的精神病，影響程度有別，但亦可以是一線之差。2019年香港傳媒鋪天蓋地報道本地的動亂，令某些人心中留下深刻烙印，造成「記憶回閃」，逃避現實，但仍然憂心忡忡，情緒背負千斤重擔，便會染上適應性情緒障礙。下列便是兩個真實典型的臨床個案：

一個長居於元朗的病人黃先生，早年患上抑鬱症，經治癒後，生活一切正常。年前，黃先生親眼目睹港鐵站外有一群「白衣人」無故追打市民，雖然自己幸免於難，但驚心動魄，心情極度困擾，憂心在該處出入時會遭到突如其來的襲擊。於是，黃先生改乘長途巴士往返市區，而放棄較為便捷的港鐵。當事人以為時間會沖淡憂慮，但事與願違，他多個晚上輾轉難眠，甫入睡，白衣怪客襲元朗的情景便不斷浮現。黃先生深知不妙，向精神科醫生求診。經診斷後，確認患上適應性情緒障礙。

一名年過五十姓李的女士，有一對成年子女，約30歲，均是大學畢業，都是專業人士。他們每次都攜手參加示威，雖然沒有和警察直接衝突，但是多次站在抗爭隊伍的最前線。李女士和丈夫對香港這樁「政治事件」抱中立態度，但極力反對一雙兒女直接參與示威，認為「君子不立危牆之下」。兩夫婦一方面害怕他們會受傷，另一方面又擔心他們被警方拘捕獲罪，留有案底，以致前途盡毀。李氏一家都取得「居英權」，但因深愛香港，不願到外國做「二等公民」。夫婦二人曾經苦口婆心勸告兒女犯不着做馬前卒，大不了在必要時移民英倫，重新開始，切勿愚蠢到和對立者玉石俱焚。有人指出這件社會矛盾最初源於「世代之爭」，不同年齡層的港人，因應自身的成長背景及教育熏陶，對事物的看法有南轅北轍的分歧。這種思想鴻溝，在這個本來和諧的家庭充分顯現出來。年輕人不但對父母的教訓充耳不聞，還反過來鼓勵長輩一家同心，爭取權益，大聲説「香港興亡，匹夫有責」。

常夢見衝突片段

李太太在第二次示威發生後開始出現病徵，雖然李氏夫婦同樣關心子女的安全，但是兩人面對精神壓力的反應迥然不同。李先生按習慣呼呼入睡，李太太卻呆若木雞，坐在客廳，目不轉睛收看電視直播示威和衝突場面。她赫然在熒幕中瞥見一個女示威者輪廓好似自己的次女，被警察逮捕，戴上手銬；一瞬間，她又目睹一個身材和長子相似的人被「速龍小隊」圍毆，頭破血流。李太太心驚膽跳，魂不附體。突然，大門打開，一雙子女踏進大廳，安然無恙。她立即放下心頭大石，不過自此之後，在睡夢中都浮現上述影像的片段，每每驚醒大叫。

另外，李家居於沙田市中心，新城市廣場是必經之地，但在該處發生衝突後，李太太寧願花多十數分鐘時間繞道而行，以避免引起恐慌。

李先生陪同其妻向精神科醫生求診，因為症狀超過一個月，所以被確診患上適應性情緒障礙。

市民面對目前的困難應抱着樂觀心態，有心理準備，因為不可預料的事情會接踵而來，並以平常心去看問題，互相包容，同舟共濟，共渡時艱。同時，希望政府能夠聽取各方面的意見，盡快找到解決方法，維持香港的法治、自由和穩定。

/ 不宜故步自封 /

世界很快就踏入二十一世紀三十年代，如果香港仍然故步自封，市民的精神健康就一定會每況愈下：香港人的老齡化將會擴大，精神病患會愈多；居住環境愈來愈擠迫，人與人之間的壓力愈來愈沉重，焦慮和抑鬱症就難以避免。

7 淺談妄想症

特區政府2011年曾經撥款給兩間大學醫學院的精神科學系，作有史以來香港最大規模的精神健康普查，結果報告發現全港市民有13.3%患有「普通/輕度的精神病」（CMD），例如焦慮、抑鬱、強迫症和各種身心症。其實，該報告也有着墨於「嚴重的精神病」（Severe Mental Disorders, SMD），例如精神分裂/思覺失調和妄想症。

歷年的研究數據顯示，全球人類患有SMD的平均比例是1%至2%，但本港卻高達3%至4%，這個數字的準確性及其有關原因有待專家進一步研究和探討。本文不是和各位討論現時最嚴重的精神病——思覺失調，而是更多人都未能全面清楚了解的妄想症。

妄想症和思覺失調是「同一光譜」（The same spectrum）的精神病，但是嚴重性相對比較輕微。妄想症的定義看來有點複雜，但簡單言之是：病人對一些不正確和錯誤的概念，無論有什麼證據確鑿的事實擺在眼前，他們都會冥頑不靈，拒絕接受。專家普遍認為不能以患者的成長、文化和教育背景去準確解釋當中的病原、病徵和發病原因。

缺乏病識

妄想症亦可分為多個種類，最為人所熟知的是「被迫害妄想症」（Paranoid Disorder），主要的症狀是有被迫害的妄想（Delusion of Persecution）。患者會覺得有人加害於己，或者在其背後散播一些惡毒的謠言，甚或經常被人寸步不離的追蹤、全天候被閉路電視監控、電話和電腦都被「黑客」侵入，令他們惶惶不可終日，非常痛苦。病人在情緒困擾下，會不斷報警求助，家人和同事屢屢受其無理的滋擾，就自然會發生衝突。多年前，本港某間大學一名講師入稟控告一位牙醫，聲稱在某大國的情報組織指使下，秘密在他的牙齒內植入微型監控儀器，使其精神大受損害，以圖索取巨額賠償。

另一種妄想症是「鍾情妄想症」（Erotomania）：在香港的現實環境中，女性病者數目較多。她們會認為城中某名人（celebrity）正與其熱戀，只是礙於多種障礙，不能成其好事。這些病者往往會做出一些匪夷所思的行為，以引起「目標人物」的注意，常見的是跟蹤、致電和寫信。相信各位偶然會在娛樂新聞中，得悉某某影視紅星受到「癡情影迷」的騷擾而向法庭申請禁制令，這些都是市民茶餘飯後的話題，無足痛癢，但事實上，美國有一位病人差點改變了世界歷史。

1981年3月30日，上任不足3個月的美國總統列根，遭人在酒店外行刺，子彈從車身反射進入他的肺部，令他性命垂危。當時現場的特工十分機警，迅速送他前往就近醫院急救，才幸免於難，但他的一名助手則頭部中彈，終生癱瘓。行兇者的動機無他，只是想吸引他的鍾情者（荷里活紅星、奧斯卡最佳女主角Jodie Foster）注意。

還有一種叫「單一性徵狀妄想症」，例如有些病人，特別是女性，覺得自己的鼻子不夠漂亮挺直，接受了多次美容手術也不感到滿意。大部分整形外科醫生都很怕做她們的生意，因為不是手術有瑕疵，而是顧客總是不收貨，妄想鼻子的形態還有改進的餘地，堅持力臻完美。

妄想症和其他精神病一樣，病人好像被囚禁於「精神的監獄」之中，不但情緒被「禁錮」，生理多數同受負面的影響，非常痛苦。

妄想症的病因，一般相信主要是由於先天遺傳因素引起。病人腦部分泌的多巴胺（Dopamine）過盛而出現妄想，更嚴重的會衍生幻覺。在病理學上，抑制多巴胺的過度分泌不難（處方抗多巴胺藥物），但在心理上，要說服病人他們患上妄想症，要乖乖服藥就相當困難。

妄想症的病人絕大部分缺乏有關的「病識」（insight），即是對自己的病沒有自知之明，不會接受別人的勸告，主動找尋專業人士的協助，直至發生一些騷擾事件（暴力或自殺），涉及法律問題，才會被迫尋求醫學報告或治療。

強制治療

部分妄想症病人，很多時需要法庭頒發「強制性治療命令」，逼他們必須入院接受治療，才能控制病情。這個治療過程頗為漫長，最初病人必須定時服藥，穩定情緒，紓緩病徵，然後接受有系統的心理輔導，使他們認識和了解本身的疾病，才有望完全康復。可惜，筆者相信上述的病人是幸運的少數。

以前，大家都認為妄想症多涉及內在的遺傳因素，這和大多數的CMD主要受外在環境激發（個人適逢逆境、群體遭遇逼迫、國家陷入天災戰亂）不同。所以SMD的指數升降和時空的變化關係較少，而CMD則相反。不過，根據最新的研究顯示，這種情況開始有轉變。由於近年資訊科技發展一日千里，訊息的傳播如核聚變一樣猛烈，瞬息萬變，無孔不入，動搖了不少金科玉律。

人們專注於手機和電腦的時間愈來愈長，資訊排山倒海而來，其中或真或假及真假混雜，令人措手不及。《老子》：「五色令人目盲」，這種全球化的趨勢的確會令很多人被這對「無形的手」牽着鼻子走，迷失本身的方向。

他們沉迷於網上無遠弗屆的消息，對某些未經證實的事件深信不疑，互相傳遞，引起集體的躁動，這和妄想症的病徵十分相似。香港以前有一個「邪教」，教主令其信眾喝雙氧水治病，而當中竟然有人誓死相隨。最為人所吃驚的無過於「人民聖殿教」（Peoples Temple）的教主，他竟然能夠驅使近千名核心信徒集體服毒自殺。

醫治「個人的妄想症」，病人要取得十足痊癒已經是不容易的事，要處理「集體的妄想症」更加困難。他們或有「崇高的理想」，或有如神一般的教主領導，信徒之間互相支持，形成堅強緊密的聯繫，大大增強了力量（reinforcement）。所以，社會各界，尤其是精神健康服務界的朋友，應該及早留意，防微杜漸。

/ 妄想症出沒注意 /

根據可靠的研究，精神病人犯上暴力罪行的個案在比例上較普通人少。不過，有兩種相關的精神病是值得我們注意：

一、是「被迫害妄想症」：患者誤以為被人暗中跟蹤，將會危害他們的安全，於是有先下手為強的意念。

二、是「嫉妒妄想症」：患者懷疑伴侶對自己不忠，相信有第三者介入而萌生以暴力解決問題的想法。

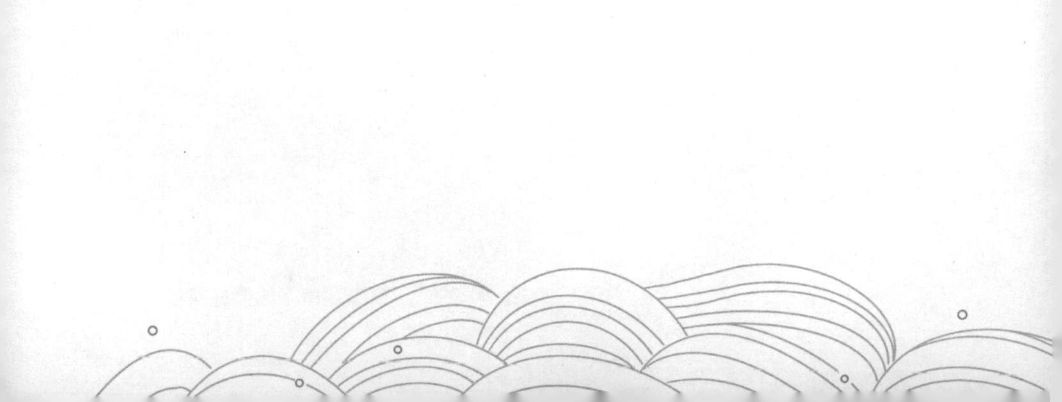

第三章

精神病反映的社會問題

除了廣為人知的抑鬱症、焦慮症等，沉迷電子遊戲成癮於2018年也被世衛列為精神障礙。在香港，很多精神健康出了問題的個案，其實背後正反映出本地考試制度、房屋政策、工作時間等制度上的缺陷，無論市民或當局都不容忽視。

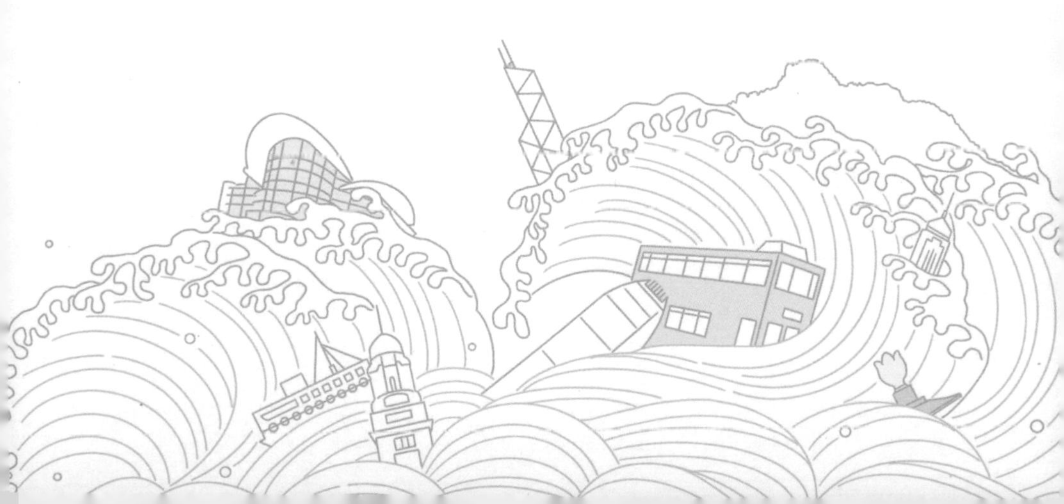

1 考試制度與精神健康

中國人可稱為不折不扣的「考試民族」，自秦漢大一統後，中央政府都用不同的方法評核選拔人才，作為任官的依據。隋煬帝大業時，正式舉行科舉考試，直到清朝光緒年間才廢止，歷時約1300年。「萬般皆下品，惟有讀書高」的價值觀深入中國文化之中，到現在二十一世紀的香港，仍然揮之不去。

本文寫於2018年中學派位公布和中學文憑試（DSE）放榜前後。任何考試都一定有「成功者」和「失敗者」。古代仕人名落孫山，不但是本身的恥辱，而且是家族的失敗；今天香港中學派位和DSE成績亦不僅是學生自己的問題，而且涉及家長、老師和學校的聲譽。成績公布，多年的努力有沒有白費，塵埃落定，有人歡喜有人愁。傳媒大肆渲染各名校狀元的「寫真」，並用大篇幅報道他們的讀書方法和以後的鴻圖大計。傳媒這種操作，年年如是，成為7月的定例，可以媲美吳敬梓《儒林外史》范進中舉這一幕的熱鬧瘋狂。

恍如野外求生

范進苦讀多年，終於考試入圍，可以做官，但是他的精神狀態已經被折磨殆盡，不適合治理百姓，遑論可以在皇上面前出謀獻策。

香港公開考試的機制是一種激烈競爭的遊戲，優勝劣敗如森林定律的「弱肉強食」，有人美其名為篩選，不過是換湯不換藥。在考試中成功，相當於在野外求生一樣，在3個F中操作（Fright恐懼、Fight戰鬥、Flight逃亡），對每個參加者構成不同程度的壓力。所以，筆者認為考試制度和精神健康有莫大的關係。現就本人行醫數十年，用真實的例子證明上述的論據。

病例一：中六女生阿May在其母親陪同下求診。她近來害怕上學，經常拉扯自己的一頭長髮，結果形成「鬼剃頭」；有時還會用利器鎅手宣洩情緒。她因為沒有信心在公開試取得理想成績，恐怕辜負父母期望，又恐懼在同學面前丟臉。

歷年來不少莘莘學子都因為「恐懼」的心理而自尋短見。

病例二：John是單親家庭的獨生子，因為DSE的成績不佳，考不進心儀的學系，便要求母親支持他到澳洲繼續升學，可惜母親的經濟能力有限，無錢給愛兒負笈海外。久而久之，她心中形成一種內疚的情緒鬱結，覺得自己不能滿足兒子的要求，是無可饒恕的罪過，於是每晚失眠，暗自飲泣，結果患上抑鬱症。

病例三：一位教學年資有七、八年的中文科老師在學期初向醫生求診。事緣2017年他任教的中文科在DSE中成績斐然，使學生入讀資助大學的比率大增，學校的聲譽亦在同區中躍起。學校高層對陳老師期望甚殷，希望他能再接再厲，並暗示他是升職的熱門人選。在這種氣氛下，陳老師承受過大壓力，開始有焦慮抑鬱的症狀。

病例四：一名59歲的官校副校長，被調去另一間官校任職。他本來還有一年便退休，可以無欲無求，但不知為何，掌舵的女校長對他的工作諸多刁難，並在公開場合侮辱他無能，使這位資深老師無地自容，失去自尊，誘發抑鬱症。這件事使行外人明白，不論什麼機構都有人事鬥爭。教育事業不是為了牟利，人事角力的發生主要基於制度出現了問題。

筆者不是行內人，只知道香港教育制度肯定有很多漏洞，至於怎樣補救，自然留給業界專家和政府有關部門處理，在此本人當然不能越俎代庖。

制度的不善，會影響所有持份者的精神健康，這是不爭的事實。香港人的長處在於他們有靈活的適應能力，在僵化制度下各師各法，爭取個人的最大的利益。

DSE的考生人數逐年遞減，其中一個原因是參加IB課程的中學生愈來愈多。IB是國際認可的課程，大部分人覺得比香港考評局的考核，在各方面都較優勝。IB的學生有兩手準備：一方面可以升讀外國名校，另一方面也可以透過「非聯招系統」申請入讀本地8間資助大學（這個數字亦年年趨升）。另外，根據《基本法》，政府公務員的福利不變，所以，不只高級公僕會利用政府提供的「海外教育津貼」，一早送子女負笈英國，不少中低級員工都寧願節衣縮食送子弟遠赴英倫求學。不忍骨肉分離的家長，便斥重金送子女入讀近年愈開愈多的國際學校。社會的草根階層不能負擔高昂學費，便只能在現行制度中掙扎求存。香港人當然不會坐以待斃，家長都會強迫其子弟參加補習班，希望殺出一條血路。幾年前香港的公開試二合為一，補習社的生意理應減少一半，但目前該行業的營業額仍然相當可觀，反映在考試制度不變下，它們的前景繼續大有可為。

擺脫功利主義

香港政府的財政預算中，教育的開支在比例上名列前茅。可惜，教育的成效每每為有識之士質疑，特別是英文水準的滑落更是觸目驚心，在各方面均遠遠落後於競爭對手——新加坡。

問題的癥結在於為政者對考試的詮釋：

1. 考試不應仍停留於篩選和適者生存的桎梏中，應該是因材施教。孩子天賦各具特色，而香港12年免費的中小學教育課程近乎是鐵板一塊。

2. 考試應是用來檢視教學的成效得失，以便優化改善。

3. 考試不該用來判別學生質素的高低，擺脱功利主義的魔爪，不要再信服宋真宗的《勸學詩》：「……書中自有黃金屋……書中有女顏如玉……男兒欲遂平生志，六經勤向窗前讀。」

扭曲的教育制度，不知使社會損失了多少人才（人才外流，學成不歸）？又有不少的青年鬱鬱不得志，甚至枉赴黃泉。

筆者希望教育界和其他專業界別共同研究改革現時的教育制度，使所有學校的持份者都能開開心心上學去。現代的教育目標是使學生有健康的精神體魄，培養和發展不同的興趣，建立自信心和尊嚴，不要抱殘守缺，誤認「十年窗下無人問，一舉成名天下知」是金科玉律。

最後，希望香港和芬蘭一樣，入讀醫學院和教育學院的學生成績相若，出來工作的薪金也不會有很大的差別。

/ 少年的煩惱 /

香港青少年獨特的困擾是考試壓力過大、居住環境惡劣，以及工作繁重，沒有前景而感到失落。

2 打機成癮 世衞列作精神障礙

世界衞生組織（The World Health Organization, WHO）2018年初把沉迷電子遊戲（電玩）而構成個人功能障礙的情形，定性為一種精神障礙（Mental Disorder），在同年6月18日正式生效，並呼籲全球各國將它納入醫療體系的關注項目之中。

親子衝突

現在活躍於電腦和手機玩電子遊戲的人數以億計，難道電玩會成為人類的大災難？根據世衞專家的定義：若有人沉溺於電玩，對個人、家庭、教育、職業和社會各方面構成嚴重的負面影響，如果持續超過一年，即可被確認為「電玩成癮」（Gaming Disorder）。世衞的《國際疾病分類標準》第11版（*International Classification of Diseases 11*），把電玩成癮列為精神障礙不是無的放矢，而是有根有據的。在香港，我們普遍稱電玩為打機，而打機成為父母和子女衝突的事件，時有所聞。

其實，上癮（Addiction）是人類行為的一種，例如吸毒、濫藥、吸煙、病態賭博和瘋狂購物等。所謂「龍生九種」，每個人都是獨立的個體，生來稟賦不同，興趣和癖好當然有異，好壞的分別是它對個人和社會造成的影響。上癮通常是一個負面的形容詞，指人對自己某種行為失去自制的能力，例如：學生通宵打機，早上不肯回校上課；球迷整晚看球賽，無精神上班，詐病請假。上述的不正常行為，分別對學生的學業和成人的事業造成摧毀性的後果。如果這種情形在很多群體中泛濫和蔓延，社會的經濟和各種發展必然受挫。

三大特徵

本世紀是名副其實的「電子世代」，資訊科技日新月異，其衍生的副產品更是多不勝數，而其中的表表者當然是電子遊戲。電玩的發達，有正反兩方面的作用。正面的是提供有趣和創新的遊戲供人玩樂，進而發展成為「電競」，產生經濟效益，並發展成為國際性的比賽。負面的影響是有人終日沉溺於電玩，放棄學業和事業，閉門不出，成為「宅男宅女」。正是「水能載舟，亦能覆舟」，我們要適當地利用科技的發展，而不是被科技所操縱，作繭自縛。

筆者認為不必過於擔心打機成癮，對社會構成心腹之患，但我們也不能坐視不理，而應該想辦法遏止它的擴散。

電子遊戲的確有獨特的吸引力，不但青少年樂此不疲，很多成年人都覺得它緊張刺激，充滿娛樂性。在芸芸打機群眾中，只有小部分人會患上「打機成癮」的疾病。這些患者可能基於身心成長的障礙和生活環境的逼迫，才會染有這種「世紀新疾病」。他們普遍有以下幾點特徵：

1. 情緒緊張，常常生活在焦慮不安之中。

2. 有衝動的性格，往往不顧後果，做出鹵莽的行為，甚至釀成不幸事件。

3. 有太過依賴他人的傾向，形成自信心不足，自我形象低落，不容易與人相處，內心充滿自卑感。

作為家人、朋友、同學和師長，如果發現身邊的人有上述的行為，又知道他們在電玩中沉淪，就應該義不容辭，伸手拯救。最好的辦法當然是引導他們接受專業人士的心理評估，然後制定適當的治療方案。

我們怎樣辨識什麼人是患了「打機成癮」呢？

1. 打機大過天：患者清醒時，無時無刻都在打機，甚至明知對身心有害，都不能自制。

2. 打機之外無其他：患者除了打機之外，便沒有其他興趣和活動。

3. 打機無悔：患者身體出現毛病，例如眼花、腰痠、背痛和手震，仍然堅持「負傷」打機。

4. 打機不離不棄：患者的生活在各方面都出現困難，例如失學、失業、無朋友和家人的照顧，甚至經濟拮据，也視作等閒。

針對這些人的「自毀」行為，有些國家已經採取針對性的措施：

1. 南韓政府於2016年規定16歲以下的學生在午夜到早上6點，不准玩網上遊戲。

2. 日本規定學生一個月的電玩時間，不能超過若干小時。

3. 中國在電子遊戲設置「時間限制」。

4. 英國的國家衞生事務局（National Health Service）已對「打機成癮」的患者提供免費適切的治療。

香港政府的有關當局，似乎仍然未有「打機成癮」病症的警覺。東華三院「心瑜軒」預防及治療多重成癮服務綜合中心，在2018年首季接獲148宗打機成癮個案，相較2017年全年的262宗增長幅度超過兩倍，求助者七成以上是12至17歲的青少年；香港大學2017年的一個調查指出大約10%高小學生有打機成癮風險。這兩個機構提供的數字足以令全港市民警醒，特別為人父母者，絕不能掉以輕心，不要依賴政府的適時介入，而應自求多福。

根據世衛專家的定義：若有人沉溺於電玩，對個人、家庭、教育、職業和社會各方面構成嚴重的負面影響，如果持續超過一年，即可被確認為「電玩成癮」。

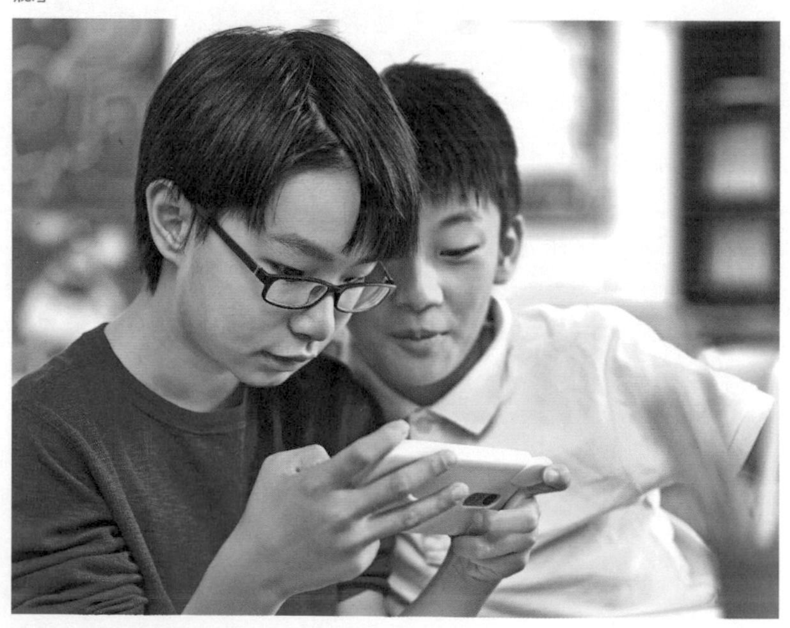

培養興趣

所有病症都要以防患於未然為先，並且病向淺中醫。香港家庭早已「小型化」，一對夫婦生孩子，多是一個起兩個止；又由於很多母親都需要全職工作，家庭成員之間的溝通時間愈來愈少，於是不少兒童的成長期都是在寂寞中度過。所以，家長無論如何都要抽時間爭取親子的機會，並鼓勵孩子參加集體活動，訓練他們的社交能力。青少年應該盡量參加團體運動比賽，既能強身健體，促進合群，又能和隊友分享成敗得失的滋味，使他們明白現實世界和電玩的虛擬影像是截然不同的兩回事。還有，學校的課外活動必須多元化，培養學生有廣泛的興趣，開拓視野，避免他們孤立無援而誤墮「打機成癮」的陷阱。

「打機成癮」這個疾病相對較新，被確認有效的醫治板斧亦相對較少。精神科醫生和臨床心理學家，大都以傳統的心理輔導和行為修改（Behavioral Modification）為主要的應對手段。整個輔導過程需要由有經驗的專業人士因應個別病人的情況作適當處理，目的是協助他們逐漸減少打機的慾望，而家人的鼓勵和關心是必不可少的。

總括而言，「打機成癮」的問題將日益複雜，我們一定要嚴陣以待，未雨綢繆。

/ Heads-Up昂首運動 /

和低頭打機的相反是昂首運動。Heads-Up是英國宣傳推廣精神健康的短片，鼓勵病人不避困難、不怕歧視、爭取支持、奮勇向前，強調「互相幫助，攜手同行」的訊息，説明真正的健康是要靠身體和精神相輔相成，不可偏廢。

3 房屋政策造成港人困獸鬥

香港房屋問題始終是這顆「東方之珠」的心腹大患，首任特首董先生不畏困難，推出「八萬五計劃」企圖一舉解決問題，但因種種不利因素，他最終黯然下台，連帶這個鴻圖大計也無疾而終。接續的幾屆特區政府都正值多事之秋，無暇全力處理香港內部「重中之重」的問題。

現屆特首理順若干政治矛盾後，開始重新面對房屋嚴重短缺的課題。政府展開廣泛的諮詢，聽取各界意見，以找尋更多土地供應興建房屋的辦法。無論諮詢結果得出什麼奇謀妙策，房屋短缺始終難以在短期內紓緩。

近年香港人的精神健康出現嚴峻的惡化趨勢，小至日常糾紛衝突，大至倫常慘劇，幾乎無日無之。筆者個人認為這和香港居住環境擠迫、缺乏最低限度的私人空間不無關係。

早期的心理學家做了一個實驗：把一群老鼠放在一個極狹窄

的籠裏，很快便發現牠們會互相廝殺，爭取生存空間，結果當然是弱肉強食。

沒有安樂窩

衣食住行是民生四大要事，在香港1100多平方公里的地方住了700多萬人，加上數十萬外來傭工和內地遊客，「住屋」重要性顯然是「獨領風騷」。筆者以自己近日行醫的經驗，以5個典型具體的病例證明香港人的精神健康變壞，與樓價飆升、很多人都無立錐之地有直接關係。

病例一：一對夫婦看精神科，因為太太出現精神困擾，丈夫亦有焦慮症現象。他們結婚幾年，因為兩人收入微薄，等候公屋的申請遙遙無期，市區貼近工作地點的房屋租金又負擔不起，他們只好輪流與男家和女家的父母同住。雖然雙方的家長都明白事理，不出惡言，但當親戚朋友提及，所有人都無言以對。作為一家之主的丈夫，竟然不能替妻子築一個安樂窩，自尊心大受打擊；而太太對每一次搬家都承受極大壓力，懷疑自己是否「嫁錯郎」，終於患上抑鬱症。

病例二：中年獨身漢雄哥雖然在社會打滾了幾十年，仍然兩袖清風，一直是隻「無殼蝸牛」。他現住在市區「劏房」，本來相安無事。不過，月前來了幾名新入住的租戶，他們都是夜歸人，午夜過後，屋內嘈雜喧嚷，令雄哥無法入睡，輾轉難眠，大大影響他白天的體力勞動工作。有一晚，雄哥差點按捺不住，想拿起菜刀追殺一個自私自利、不顧公德，凌晨過後仍然大聲喧嘩的人。

雄哥得到友人介紹看精神科醫生。醫生知道情形後搖頭嘆息，處方安眠藥和鎮靜劑去應一時之急，並建議雄哥找一個較清靜的房居住，縱然遠離工作地點也應在所不計。睡眠是人生的大事，失眠會引致惡性循環，令人「神經失常」。每人都應該有一個私人空間，即所謂「安樂區」（Comfort Zone），得以休養生息，恢復精神。

病例三：一對青年夫婦，他們都是專業人士，幾個月前共諧連理，在新界較為偏遠的地區購置了一個小型單位。首期是雙方家長共同借出，不須急於清還，但每月的銀行還款已超過他們總收入的大半，他們只有盡量節儉，希望日後能升職加薪，改善生活質素。但好事多磨，丈夫最近收到傳言謂公司生意走下坡，高層有意裁員，現在人人自危。丈夫回家向妻子大吐苦水，太太開始非常擔心，害怕先生一旦失業，自己勢難負擔一家的開支，漸漸由情緒低落變成習慣性失眠。他們尋求精神科醫生的診治，確診患上早期的焦慮抑鬱症。病情雖然尚算輕微，但心病還須心藥醫。醫生勸他們接受心理輔導，提早在心理上作出實質的準備，以應對生活上的種種挑戰，並且要保持樂觀和積極的思維，因為辦法總比難題多。

病例四：一對中年夫婦結婚多年，膝下猶虛。他們租住一個唐樓單位已十多年，和業主由賓主關係變成相熟朋友。他們的大廈雖然沒有升降機，但交通方便，而且有不錯的實用面積。兩夫婦視之為養老的地方，所以刻意裝修，栽花養魚，準備在此頤養天年。可惜，業主應子女的要求移民外國，所以要出售物業。因為近年香港的樓價飛升，他們縱使傾盡儲蓄也不能付出辛苦經營的「安樂窩」市價。新業主很快便通知要大幅加租（大約是三至四成），經過反覆思量後，夫婦倆知道無法負擔，只好忍痛割愛，搬去地點偏僻且面積小得多的單位。本來他們都是達觀的人，但要拋棄陪着兩人度過不少快樂日子的東西，總是難捨難離，心如刀割。太太搬入狹小的新居後，午夜夢迴，老淚縱橫，難以成眠。丈夫體貼，陪太太看精神科。醫生知道後好言安慰，處方安眠藥，並介紹臨床心理學家給他們，希望兩人盡快適應新環境。

樓市創新高

病例五：一對三四十歲的夫婦求診，女方患了抑鬱症，原因是他們喜歡孩子，但多年來都無所出，屢經醫學檢查均證明能正常生育。精神科醫生詳細詢問後，知道他們居無定所，現在暫時寄居奶奶家中，但婆媳關係並不理想，親戚的閒言閒語亦令她尷尬不堪。生活上的不安定加上有後顧之憂（孩子出生後能否好好撫養），都可能是他們未能夢熊有兆的原因。

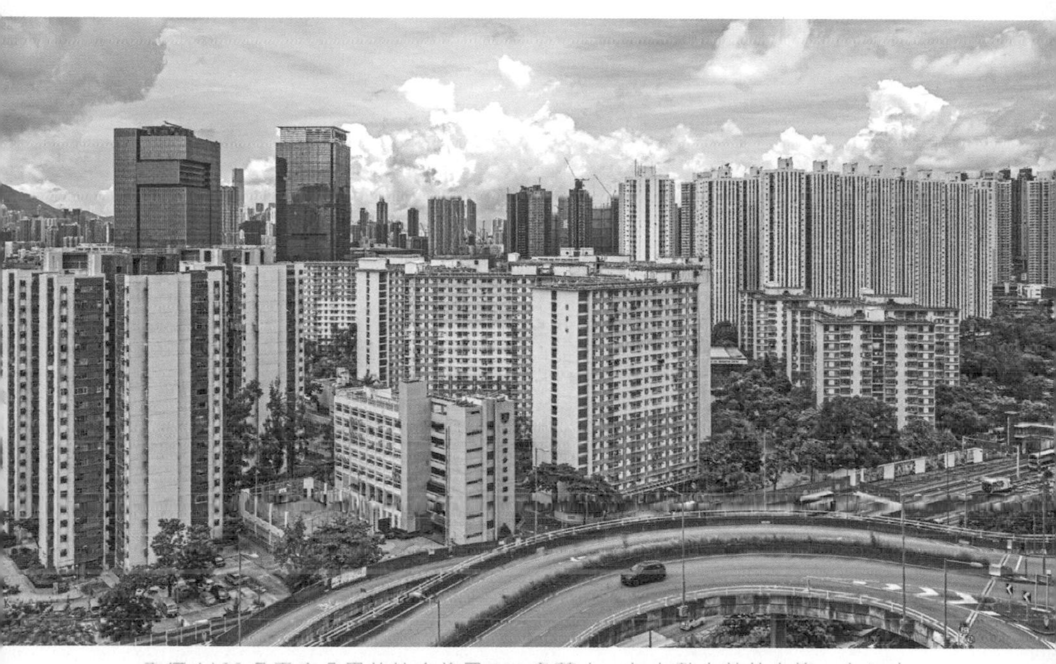

香港1100多平方公里的地方住了700多萬人，加上數十萬外來傭工和內地遊客，「住屋」問題「獨領風騷」。

一對初出道的醫生夫婦月入至少十幾萬，亦只能買一所四五百呎的「二手樓」。他們的收入不符合公共房屋的申請資格。所以，他們很快便會轉職私人市場，增加收入。

樓巿屢創新高，半山豪宅，每呎動輒10萬元以上；環顧全港的樓價，每呎萬元以下的真是絕無僅有。地少人多，加上香港是一個自由市場，政府可以即時解困的辦法不多。公屋輪候冊愈來愈長，等待的人愈來愈心急，心情愈困擾，CMD（Common Mental Disorder）的數字當然會愈高。

真希望盡快會有「廣廈千萬間，大庇天下寒士盡歡顏」！

/ 港人的近憂 /

香港人的「近憂」是居住問題：公共房屋的輪候時間將會延長到6年；港府的財政來源主要仍然依靠地產相關的收入；貧富懸殊愈來愈嚴重，社會的怨氣累積無處宣洩。

4 工作過勞是疾病嗎？

世界衛生組織（WHO）5月召開大會，並公布《國際疾病分類》第11版，把「電玩成癮」（Gaming Disorder）確認為疾病，促請各國在2022年前就這種「新疾病」制定預防和治療措施。這個消息引起某些國家如南韓和加拿大電子遊戲業界抗議。後來WHO澄清只有小部分人受「電玩成癮」影響，而非所有電子遊戲愛好者都會打機成癮，爭議才告平息。其實，《國際疾病分類》第11版還有一個更具爭議性的問題——「工作過勞」是否應該被列為疾病？

可能WHO力求慎重，要得到更廣泛的認同才作出決定，所以暫時把「工作過勞」界定為「職業現象」（Occupation Phenomenon）。「工作過勞」自然會被勞工界引申為「過勞死」，而勞工及福利局局長羅致光曾回應，指出「過勞死」現無國際公認定義，是否需要將其納入成為職業病則有待研究。其實，很多歐美等先進國家都立法規定勞工每周最高的工作時數，當中的差別頗大。法國總統馬克龍企圖振興法國的經濟，建議每周最高的工作時數由35句鐘提升至39句鐘，遭到激烈反對。香港勞資雙方在「最高工時」的議題上仍然處於對立面，拉鋸情形相信會持續不斷。

「過勞死」源自日語Karoshi，是一種由於職業引起的突然死亡。在東亞一些工商發達地區，「過勞死」的情況並不陌生。

到底「工作過勞」和「過勞死」的關係是怎樣的？很難説得準確！筆者亦不會臆測，只會就目前香港的現象和讀者分析討論。究竟「工作過勞」是疾病，抑或只是其中一種「職業現象」？有調查指出本地四分一打工仔經常感到工作疲勞。香港人不停工作超過十多天是「家常便飯」。

三大定義

根據WHO的標準，「工作過勞」有3個定義：

1. 人們長期不能排解工作帶來的壓力；
2. 導致對工作產生的抽離感，進而有負面的感覺，更懷疑自己的工作能力；
3. 最終使到工作效率大大降低。

上述的心理和生理情況是否可以一律定性為疾病？筆者個人認為因人而異。無可置疑，長時間工作而沒有休息，一定會產生壓力；壓力分為負面和正面，正面的會產生推動力，例如有些「工作狂」覺得工作愈多就愈快樂，成功感也愈大，所謂「樂而忘返」。子路在《論語・述而》形容孔子：「其為人也，發憤忘食，樂而忘憂，不知老之將至云爾。」又「六國大封相」的蘇秦，為了出人頭地，努力鑽研學問，不容一刻鬆懈而「懸梁刺股」。這兩位中國古代名人的刻苦工作，動機當然不同於現在香港的幾百萬「上班一族」，為了「上車」和樓宇按揭供款，終日營營役役，年終無休。所以，工作對人而言有不同的刺激作用；前者寓工作於娛樂，後者則誠惶誠恐，害怕一旦失業便失去一切。當身心失去平衡，各類疾病便會接踵而來，形成惡性循環。近年，日本不少青壯的男女突然在工作期間猝死，日本當局因為「過勞死」的慘劇頻生，厚生勞動省便在1987年開始統計，發現5年就有368宗「過勞死」。有研究認為，這些表面健康，沒有長期/慢性疾病的成年人暴斃的原因，大多由於腦部或心臟的血管突然出現嚴重障礙而引起。

對精神方面的影響，「工作過勞」的弊病更多、更厲害，包括心理和社交健康的問題。心理上，當事人或會擔心工作量不勝負荷，不得不超時加班，以保證順利完成應接不暇的工作。然而，在這樣高壓的環境下長期工作，箇中人大多數會罹患身心症，包括頭痛、胃痛和腸易激。社交方面，人沒有時間和家人、朋友和同事有效互動，無從建立具有支持力量的人際關係，形成孤立無援的情緒，無力感和生活枯燥油然而生，甚至不自覺產生了「人生是無意義」的心理狀態。

另外，工作繁忙最容易帶來最普遍的「都市病」——失眠。睡眠質素的好壞直接影響人的身心健康。一天24小時，最理想的分配是工作、睡覺和餘暇（娛樂、進餐、休憩和運動）各佔8小時。很多香港人都不能作出這個合理的時間分配，因為工作往往超時，如果捨不得放棄打機、煲劇、唱K、深宵收睇英超西甲；甚或參加DSE的中學生，放學後要留在學校做SBA（School Based Assessment），或要跋涉到補習社接受「名師」指導考試技巧，可以想像，有相當比例的香港人都缺乏睡眠。現在有些成功人士聲稱睡眠是種「奢侈品」，豪言壯語説自己每天只睡上幾小時，才能日理萬機。

在醫學上，睡眠是種「必需品」，尤其在深層睡眠時，我們的身體才能開動維修保養的機制。除了睡覺長短是關鍵的問題，在哪一段時間作息也非常重要。人類與自然契合，進化的過程配合天時地利，應該是日出而作，日入而息。睡眠的黃金定律是倒轉的「7-11」，即是晚上11時上床，早晨7時下床。因為晚上光線暗淡，腦部的松果體（Pineal Gland）在交感神經配合下才能分泌褪黑激素，再誘發其他生長激素的產生，以修補身體各部分在日間活動的耗損破壞。

如果我們的睡眠時間不足，或者質素不符理想，便不會發動有效的自然修復機制，久而久之身體日月消磨，最初會是小病叢生（免疫力降低、面色蒼白、脾氣暴躁），到病入膏肓時，就悔之已晚了。

我們是時候要反省，扭轉金錢掛帥的思想，建設香港成為一個健康城市。這是有待社會各階層，透過教育、宣傳和政府的施政才能達到的理想。不知節制的工作，搵到金錢，買了「安樂窩」而失去了健康，值得嗎？

有關當局必須盡快主持公道，平衡勞資雙方的利益，落實制定適合香港最高工時的準則。當然，教育制度的改善也是刻不容緩！

工作只是人生的一部分，切勿喧賓奪主。

特區政府似乎將市民的注意力專注於土地與房屋的供應，而忽略了比住屋更重要的問題——精神健康。

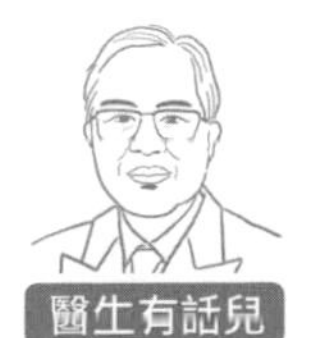

5 虐兒趨升
反映病態社會

青年成長前，必然經過長達10年以上的「兒童期」。每年的6月1日都被定名為「國際兒童節」（International Children's Day），最初是為了悼念「利迪策慘案」（Lidice massacre）和全世界所有在戰爭中受害的兒童，進而反對虐待兒童及保障兒童的權利。

「虐兒」是一個普世的社會現象，古今中外，都在全球每一個角落不斷重演。人類雖然是萬物之靈，但仍然有原始動物的行為，所以會偶然出現以強凌弱的殘暴行為，有時連自己的親屬也不能幸免。

保護兒童措施不足

近代西方先進國家已經擺脱了「虐兒」這個禁忌，訂立很多保護兒童的法例，特別針對成人對兒童的性侵犯。香港雖然是一個國際城市，但在保護兒童的法例和措施方面卻嫌不足，使本地經常出現令人髮指的「虐兒」報道：

一名媽媽將其22個月大的女兒交給一對男女朋友撫養，但不幸身亡。這兩名涉嫌謀殺的男女被警方拘捕。

一名未婚媽媽因為與同居男友鬧翻，竟然攝錄一段自己虐待6個月大女兒的過程，上載社交網絡「示威」。

中國有兩句家喻戶曉的說話，分別是：「虎毒不吃兒」及「天下無不是的父母」。但根據立法會2008至2018年公布的數據，香港11年來，呈報虐兒個案高達9176宗；港大2010年所做的「虐兒及虐偶研究報告」指出，求助而被公開的數字只有1%，可見「虐兒」事件在這顆「東方之珠」之中是無日無之。

香港的「虐兒」個案被官方嚴重低估，在這個應該是中國最現代化的城市，「虐兒」仍然被視為禁忌，大部分鄰居都不會舉報隔壁懷疑虐兒的事件。縱然這樣，2018年的虐兒個案亦高達1064宗，創出自1981年有紀錄以來的歷史新高。這個令人痛心的歷史數字，反映了兩個事實：

香港教育普及化，市民逐漸擺脫「虐兒」是個禁忌的陋習；

香港經濟雖然維持正增長，但社會生態則每況愈下，父母養育兒童的質素可能是負增長。

虐待兒童的定義，有人或會認為相當空泛，會因時間、地點和人物的不同而有所差異。但根據世界衞生組織的研究，「虐兒」定義卻是非常具體的——是所有形式的身體和精神虐待，包括性侵、疏忽照顧、玩忽職責、利用兒童謀利，致使他們有實質和潛在的身心（成長、尊嚴，與別人的關係和責任）傷害。

「虐兒」的「兇手」和上述的傳統中國倫理觀剛剛相反，施虐者多是兒童的父母或監護人。根據香港防止虐待兒童會2017至2018年度的統計，嫌疑施虐者超過70%是家庭成員：其中母親佔34%，父親佔20%，而12%涉及父母親雙方；虐兒家庭有以下的特色：財政拮据、雙親教育水平較低，又要奔波勞碌去維持生計，而面對巨大的精神壓力。

有些中國的傳統思想，仍然根深柢固的潛伏在某些香港人的意識中，例如：兒女的生命是由父母賜予，所以父母也有「褫奪」兒女生命的特權。當然，要子女陪死是「虐兒」的極端個案，是當事人心理不正常的惡果。春秋時代，易牙為了討好齊桓公，便親手宰殺幼子，用其肉製成佳餚奉上；永嘉之亂，名士鄧伯道攜兒子和姪兒逃難，不能兼顧，唯有棄子存姪。上述兩個例子是指出無力反抗的兒童，被父親在極端情況下直接和間接地犧牲。

今天的香港，存在的是無力反抗的兒童，被父母長期折磨，身心受創；其中以沒有得到適當照顧的兒童，影響最為廣泛和深遠。本地的中小學有不少無心向學的學生，有輔導老師和駐校社工想糾正他們的學習動機，但根本無法聯絡到他們的家長，最終只有不了了之，所以政府單以增加公帑去改善教育猶如緣木求魚。

香港的貧富懸殊愈益嚴重，社會不滿情緒正在加深，病態現象層出不窮。有研究指出49%受虐的兒童是有學習障礙的，30%受害者的家庭是經濟困難戶。這些兒童得到特區政府12年的強制性免費教育，中學畢業後，可能一無所有，變成一群憤世嫉俗的青年。有一部分性格剛烈的年輕人有以暴易暴的傾向，他們不但對社會問題會有較偏激的反應，亦有可能承襲父母「虐兒」的遺傳；另一部分或會有自卑感，有較大機會患上抑鬱症、酗酒、濫藥和自殘，因此有疏忽照顧子女的趨向。

家計會宜擴大服務

試想如果我們的下一代，有相當部分的身心狀態如此差勁，香港的前途的確堪虞。改變這種歪風簡直要刻不容緩，其重要性甚至比政制改革有過之而無不及。

首先，家計會一定要擴大其服務範圍，不但要教導男女生育的知識，還要提供適切的心理輔導，避免父母產生「虐兒」的躁動；教育局立即在初中和高小全面推行精神健康教育；社會福利處要加派社工巡察虐兒個案，特別要留意單親家庭的福祉。

香港這塊彈丸之地名列世界壓力最大城市的頭五位。700多萬的人口、幾十萬名外傭、數以萬計的流動人口，將這個只有約1100平方公里的港口逼得水洩不通。超長的工作時間，逼迫的作息環境，大部分港人都生活在壓力鍋中。政府曾委託兩間大學的醫學院調查港人的精神狀態，發現有13.3%的

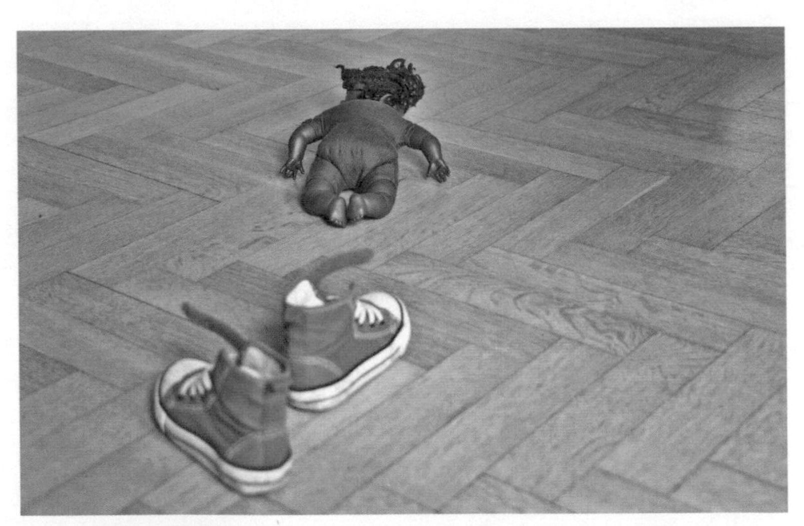

香港雖然是一個國際城市，但在保護兒童的法例和措施方面卻嫌不足，使本地經常出現令人髮指的「虐兒」報道。（網絡圖片）

港人有普通/輕度的精神病（Common Mental Disorders, CMD）；更有民間研究認為四分一人有抑鬱症的症狀。

有人指摘青年的行為不當，但如果上樑是正直的，下樑又怎會變得歪曲呢？總言之，港人應該同心協力，尤其是精神健康服務界，應迅速展開救亡行動，先闖過目前的困局，再從長計議，商討未來的發展。

> 「家暴」是關於至親關係的家庭成員，
> 無論是夫婦、婆媳、父子
> 和兄弟姊妹之間，因為生活逼迫，
> 情緒無處發洩而產生傷害對方的暴力。

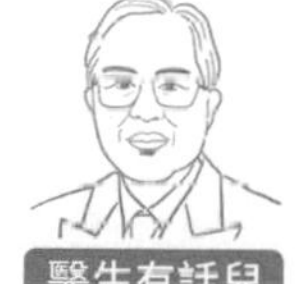

第四章

生命中不能承受之憂

香港人生活壓力大無分年齡、性別，近年，本地自殺個案有所增加，研究顯示，自殺喪命的人當中有七成患抑鬱症。加上市民經歷2019年社會運動，社會上各個階層和無數家庭關係撕裂，不旋踵，又一個新冠疫情來襲，使不少市民身心內外受困，壓力爆煲，預計自殺比率會在疫後上升（由於滯後現象）。企圖輕生的人，在行為和語言上是有跡可尋的，我們對身邊人細心觀察和關心多一些，也許可以避免有更多寶貴生命的喪失。

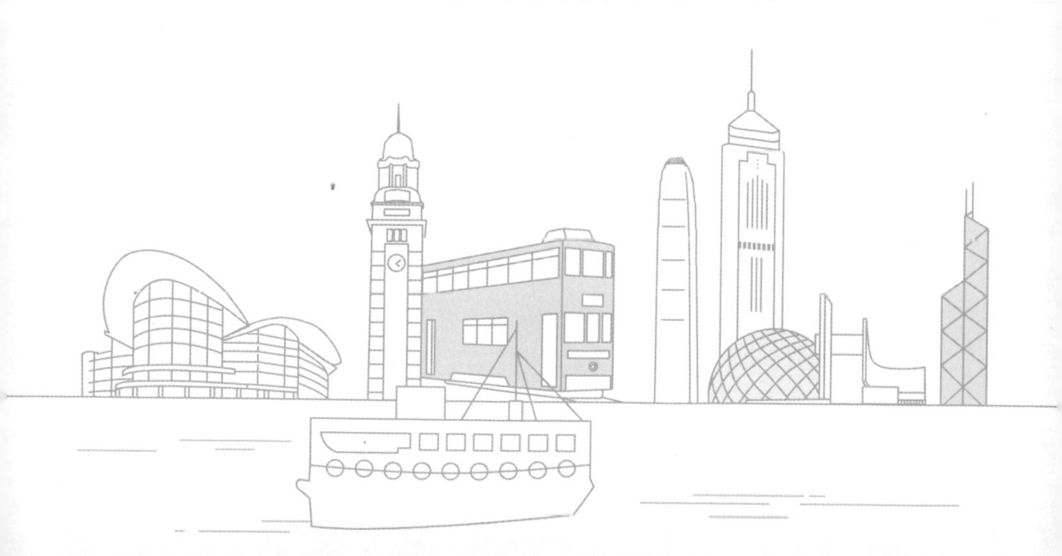

1 精神問題困擾香港

中外古今，無論是太平盛世或天下大亂，自殺的事情從未停止過。筆者相信，任何社會，施行任何制度，都難以完全杜絕人們輕生的舉動。不過，盡量減少自殺的數字是有事實的根據和相當的把握。這樣需要整個社會每一個階層的通力合作，而政府必然是責無旁貸。

自殺的原因錯綜複雜，其中包括疾病、金錢、感情、事業和學業等。自殺數字的升降當然不能直接反映社會出現了什麼問題，但見微知著，一葉知秋，為政者不能掉以輕心。

2019年未及一季，香港已經發生了3宗較為矚目的自殺慘劇：

1. 將軍澳一名55歲的清潔女工，先用安眠藥物迷暈23歲的兒子，然後用電線把他勒斃，她則自殺獲救。報載她是個長期精神病患者，妄想和擔心身體健全的成年獨子在她死後無人照顧。

2. 西環　對中年夫婦殺害幼子後雙雙燒炭自殺。有報道指這個家庭欠下巨債，無力償還而走上絕路。

3. 天水圍一所小學的女教師據稱被校長迫害，在校內跳樓身亡。

表面風光

上述案件無論誰是誰非，都證明香港人的精神出現嚴重問題。特區政府針對醫院被病人「逼爆」的情況，緊急撥款5億元給醫管局，增加醫護助理的薪酬；財政司司長又預備100億元作為醫療服務的應急準備。可惜，政府官員（除了教育局局長楊潤雄對女教師自殺表示惋惜外）對一連串自殺事件都噤若寒蟬，遑論提出針對性的應變辦法。

同時，申訴專員公署調查衞生署「學生健康服務計劃」的推行情況，發現學生出席率偏低，而學生健康服務中心亦未有全面跟進因心理健康問題而須轉介到其他部門的個案。

事實上，有關當局對精神病的高危一族缺乏有效的支援。傳媒對「女教師自殺案」作鋪天蓋地的報道，是基於有眾矢之的——「施虐的邪惡校長」，而忽略了教師真正面對的困難。

教師自殺事件不是新鮮事，整個教育界的專業團隊都是精神病的高危族群，在比例上可能冠絕本地所有專業界別。這個推測是來自各類教師向私家精神科醫生求診的數字而得出來。筆者是局外人，不敢妄議教育制度的得失，不過不少老師視學校為一個「高壓鍋」卻是不爭的事實。正是「上樑不正下樑歪」，教師工作感受到高度的不必要壓力，又怎能教好我們的莘莘學子？政府投資巨額經費以圖改善教育，增強本港的競爭力，是不是會事倍功半呢？教育當局如不能正本清源，出事後才賊過興兵或文過飾非，慘劇一定會繼續發生。

有好老師才有好學生，有好醫生才會醫好病人，這是非常合理的邏輯推論。究竟香港醫生的水準好不好？近年愈來愈多內地病人千里迢迢到本港的公私營醫院求診，或可窺一二。

另一方面，香港的醫療系統不斷出現大小不一的「醫療事故」，使輿論嘩然。前者有外科醫生做手術時兩邊走，使換肝病人敞開肚子長達幾句鐘；近者有急症科醫生在當值期間失蹤，後來被人發現他曾吸食大麻致神志不清。很多人站出來抨擊、指摘，指他們缺乏「醫德」。不過，很少人敢於替醫生辯護。

一句老生常談可以勾畫醫生的「苦況」：醫生也是人，他們承受壓力的能耐和普通市民一樣；醫生也是人，他們同樣會受情緒的困擾。根據近年的研究，香港醫生患上精神病的機會率比一般人高。不要看本地醫生表面風光，以為每年DSE的狀元都爭相進入兩間醫學院。其實，在香港行醫，尤其是年輕的一群，有很多「不足為外人道」的苦況。

在公營醫院就業，工時長，掣肘多，醫生想以自己理想的方法醫治病人簡直是天方夜譚，造成但求在規定時間內完成超負荷的工作便心滿意足。他們看到某些「上岸」的前輩錦衣玉帶，不免心生羨慕，密謀出外打拚，但又害怕「新人」之間競爭激烈，因此部分醫生寧願安於現狀，對工作缺乏成功感；另一些醫生則等待時機，準備隨時「蟬曳殘聲過別枝」。

上述兩類醫生都有「不理想」的精神狀態，容易產生焦慮和抑鬱。所謂「能醫不自醫」，不幸患上精緒病的醫生或會怕被同行「看扁」，被病人「標籤」，可能諱疾忌醫，逐漸陷入深淵之中。

分清緩急

澳洲醫學界早已洞悉醫生的困難，多年前便成立了專為有精神困擾的醫生服務的機構。反觀香港的某些團體偏重秋後算賬，提議犯錯的醫生要被紀律處分、停牌和吊銷執業資格。試想一個飽受工作壓力的醫生，患上精神病又羞於啟齒，不敢就醫，錯誤選擇用一些「軟性毒品」企圖紓緩繃緊的情緒。難道這是一條「死罪」？公眾有沒有設身處地為受困擾的醫生想一想？

香港的精神健康服務遠遠落後於世界標準已是公開的事實。有人會反問：「政府提供的公共服務很多都不是遠遜於歐美等先進國家嗎？」說得對！但是大家應該考慮公帑運用的緩急先後。

精神病很快會成為「人類的頭號殺手」，筆者已多次反覆討論當中的嚴重後果。

香港房屋缺乏，市民「上樓的心情」焦急如焚，就像烈焰撲向政府，政府便以滅火為首要任務，並全力以赴。

本地精神健康服務不足，死了幾個人，不會有人上街示威。市民精神健康被蠶食，會影響社會每一個部分，就像輻射洩漏，在無影無蹤、不知不覺中腐蝕人心，以致全面崩潰。筆者所說的是「盛世危言」及擔當了「吹哨人」（Whistleblower）的角色。

希望社會能「察納雅言」，聯合各方力量，組織統籌中心，規劃短、中、長期的改善計劃，訂定時間表和流程圖，逐步優化精神健康服務的「軟件」和「硬件」。

> 俗語說：治病先治其心。
> 治好精神和心理問題，
> 外在的症狀自然迎刃而解。

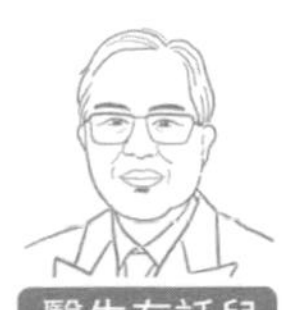

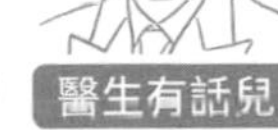

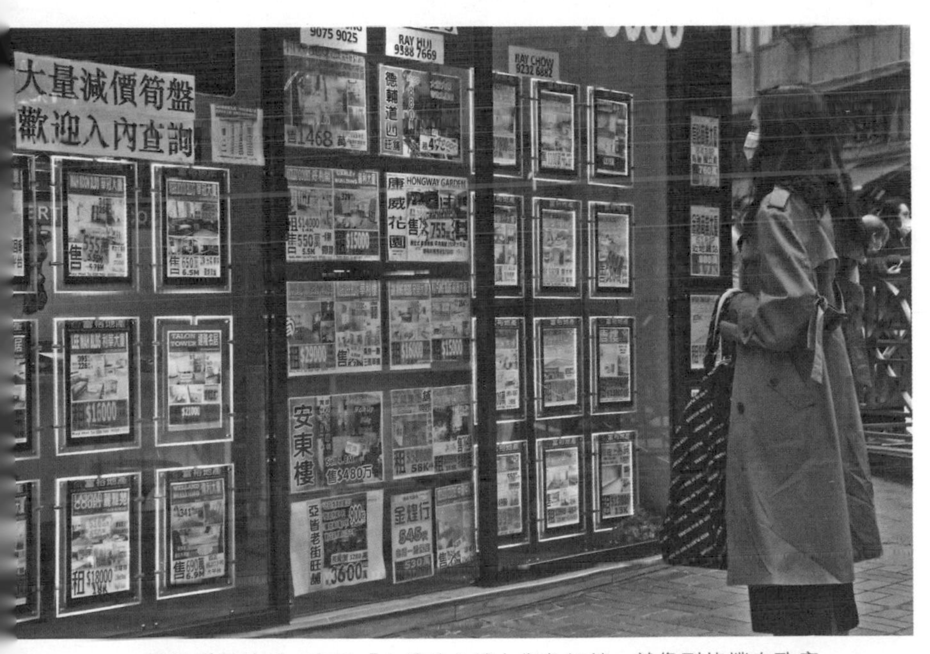

香港房屋缺乏，市民「上樓的心情」焦急如焚，就像烈焰撲向政府。

2 小心留意學生情緒

4月開始，香港的學生須面對接踵而來的考試。考試季節的來臨，家長和學生的壓力自然會增加。「明愛家庭服務部」因應需要發表他們2018年的研究成果，希望有關人士知所應對，減少這種「季節性的壓力」。

該機構在他們名下的4間小學和4間中學，分析了833份問卷（填寫的對象是小四至中二的學生），發現平均30%學生有潛在的「自殺意念」。他們的「自殺意念」是源於單親家庭、升學適應和青春期成長變化的心理困擾而產生的焦慮和抑鬱。

過度注重考試成績

上述的調查結果並不令人驚訝，可算是老生常談，但社會當然不能掉以輕心。學生是社會未來的支柱，一個都不能少。一宗的自殺個案，表面只是泛起一輪漣漪，但內裏是颳起軒然大波，對家庭、學校和社會烙下不能磨滅的傷痕。

唐朝魏徵名臣在《諫太宗十思疏》説：「臣聞求木之長者，必固其根本；欲流之遠者，必浚其泉源。」我們研究解決問題，可以「以古為鑑」，從鞏固根本和清除弊病做起。學生和家長的主要壓力是來自考試，這是無可爭議的。本港教育制度過度注重考試，由來已久；社會氛圍特別青睞考試尖子，根深柢固。要糾正這種積習，不是三言兩語可以解説清楚明白，所以筆者先從「小處」着眼，呼籲教育界在培養學生發揮「智商」（IQ）的同時，還要特別加強訓練他們的「情商」（EQ）。

達成3W2H目標

「情緒商數」是一種認識、了解和控制情緒的能力，和筆者經常提出的「精神健康教育」是一對天衣無縫的組合。根據可靠的研究，EQ高的人比IQ高的人更具競爭力，更容易出人頭地。

怎樣去增強學生的EQ？除了遺傳因素外，後天的培養也非常重要。首先，家庭教育是第一步，從幼兒班至大學的教育更起着關鍵作用，而最要緊的階段應該是由高小至初中的6年。筆者提倡中小學要在這6年全面引入「精神健康教育」，作為規範化的科目（有規定的課節、課程、習作、測驗和考試），無論是「獨立成科」或以滲透方式在各科介紹均可。校方要因應個別條件，各適其適，去達到下列目標（學生要掌握3W2H）：

1. 什麼是情緒？（What）

2. 情緒為什麼會出現問題？（Why）

3. 怎樣知道自己和別人有情緒問題？（How）

4. 怎樣去應付？（How）

5. 在哪裏可以獲得支援和協助？（Where）

周遭的壓力會對人產生正面或負面的影響。負面的影響不但會傷害自己，你身邊的人也會成為無辜的羔羊。長期的負面情緒很容易使人罹患焦慮和抑鬱，甚至有更嚴重的精神病，最終導致自殺。

學校欺凌層出不窮

其實，學生在學校承受的壓力不只在學業成績上，還有另外一頭「一丘之貉」——欺凌。怎樣界定欺凌（Bullying）的定義？見仁見智！伴隨着很多港人成長的日本長壽卡通片《哆啦A夢》（前稱《叮噹》），肥仔胖虎（技安）經常壓迫懦弱無能的大雄，當中很多劇情都涉及欺凌。年前，有報道指馬鞍山一所直資中學發生集體欺凌事件，當中牽涉頗為嚴重的肢體衝突，警方拘捕了8名17至19歲的男子，暫被控普通襲擊罪。

筆者行醫超過37年，當中病人有很多是教育界的朋友，知道學校的欺凌事件層出不窮，包括學生之間的矛盾，教職員的明爭暗鬥，還有鮮為人知的「學生欺凌老師」。這些都是「家醜」，學校當局當然要盡力掩飾，防止校譽受損，影響收生數目，以防出現「殺校」危機。

學校欺凌在世界各地都有，只是程度有所不同。很多先進地區採取開放的態度處理，但香港一直以來都視作禁忌，採取「鴕鳥政策」。香港的校園欺凌，可能對某些學生形成一種長時間、持續性的心理恐懼，害怕肢體遭受攻擊及語言暴力。這種學校積弊，因為是「家醜」，所以各校都抱着「各家自掃門前雪，不理他人瓦上霜」的心態。近十數年，當局積極推行「融合教育」，不少SEN（有特別教育需要）學生就讀主流學校，使欺凌事件雪上加霜。香港教育制度局部模仿別人的優點，但不考慮本身的能力，可謂「東施效顰」。長此下去，香港的大小校園都有機會成為不同的壓力鍋，使學生和老師視上學為畏途。這樣，特區政府大量投資於教育的公帑似乎會付諸流水。天水圍一間小學的女教師在校內自殺，一所幼稚園的女校長「自行失蹤」5日，正是血淚斑斑的例子。

青少年自殺率上升

學生畢業後投身社會工作，又面對新的壓力，在未能適應時，大有機會成為「負重駱駝背上最後的一根稻草」。香港心理衞生會2019年2月底發表一項研究報告，指出香港人的「抑鬱指數」再創新高，由2012年的4.69分升至2018年的5.52分。最令人擔憂的是，其中以18至24歲的青年情況最為嚴重。這批香港未來棟樑有這樣差勁的「抗壓能力」（抑鬱平均數6.3分），或許可以追溯到他們在學時沒有接受過有效的「精神健康教育」。

香港的2017年自殺率是100000：12.36，較2016年少了38宗。全球自殺率的下降是普遍趨勢（社會比前穩定、某些地區的年輕女性得到解放及各國政府積極應對），本港亦不例外

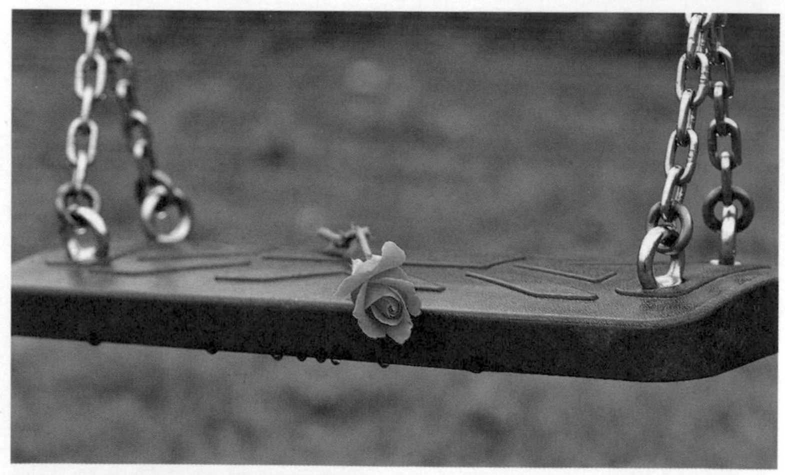

學生的「自殺意念」是源於單親家庭、升學適應和青春期成長變化的心理困擾而產生的焦慮和抑鬱。（網絡圖片）

(2003年是「沙士年」，自殺率是100000：18.8；2008年和2009年分別是100000比14和14.1)。香港整體的自殺率隨着世界潮流下降，可是根據香港大學賽馬會防止自殺中心的報告，本地青少年的自殺率由2012年的4.6%升至2016年的8.1%，增幅高達76%；19歲以下的自殺數字2016年是24宗，2017年升至36宗，增幅剛剛一半。

青年自殺，社會的損失最為沉重。若要解決這個令人痛心疾首的事實，政府和社會所有階層都責無旁貸：教育制度和學校氛圍的改善，其重要性足以和提供充足的公營房屋相提並論。

請盡早推行完善的「精神健康教育」！請救救孩子！別讓學生的花兒謝了！

/ 學生三大階段 /

一般而言，整個學生群體在一個學年之中有3段「情緒飄忽期」：第一是每年開學的適應期，尤其是幼稚園升小學、小學升中學和中學升大學；第二是大考期間/DSE；第三是放榜日和派成績表，以及會見家長日。根據經驗，這3段時間學生情緒波動起伏，較難捉摸和處理，是自殺的「高危時段」，而這種無形的壓力也使部分家長和老師吃不消。

3 精神海嘯前奏：自殺潮

COVID-19已經在全球肆虐超過一年，總感染人數還未有放緩的趨勢。香港有2003年的SARS經驗，市民自發性積極做防禦措施，所以死亡人數維持低位。

身體健康必須包括身心兩方面，應該沒有人會提出異議。香港防疫的工作已進入另一個階段——安全地逐步恢復社會的正常運作，特別是經濟活動，這當然是政府當務之急，但有關人士似乎沒有注意其他隱性問題，例如疫後市民的精神健康。所有大災難過後，受影響的人都會受到不同程度的精神打擊，所以，英國精神醫學權威Wendy Burn教授和前世衛總幹事陳馮富珍都先後呼籲各國政府重視今次全球瘟疫引起人類廣泛精神困擾的問題，預先作好防範和準備。筆者曾撰文提醒政府各部門和所有持份者未雨綢繆。

自殺的發生和社會的氛圍息息相關，但通常會有「滯後的現象」，與經濟過熱所引起的通脹相似。

根據「港大防止自殺中心」自2002年至今的數據，2003年SARS爆發後，自殺數字是100000：18.8，是有紀錄以來的高峰；其餘的數字則徘徊於100000：12-14不等。可靠的研究指自殺和精神健康有直接的關係，大約85%至90%的自殺者患有精神病，當中屬於抑鬱症的更高達70%。香港經歷2019年的社會動盪，民心虛怯，經濟重創，加上疫症不知會在何時結束，這對整個社會的悲觀慘淡氣氛必然是雪上加霜，使精神健康不佳者的情緒百上加斤。

疫境「心法」

本來每一種精神壓力都很難「量化」（因為基於人們都有不同的性格特質、經濟條件和文化背景），但兩位美國華盛頓大學的學者在1967年譜寫了一個廣為學術界接受的「生活壓力指數表」，其中以「生命事故」為基礎，列出各項事件的「壓力指數」（最高為100分），例如：結婚（50分）、離婚（75分）、摯愛的人逝世（100分），大家不可不知，原來遷居的數值也很高。如果有人在兩年之內所得的積分高於300，他們就很有機會患上抑鬱症（見P.133）。

香港近年因政治問題造成社會撕裂，部分人各走極端，又適逢全世界經濟下滑，國際形勢波詭雲譎；新型冠狀病毒的傳播，不但造成人心惶惶，更成為東西方角力的藉口。香港處於暴風圈中，未來一年的社會穩定未許樂觀，相信很多人都會在兩年內壓力指數超過300，所以精神病病人一定會增加。市民衍生的精神問題，除了少數由於內在遺傳因素外，大部分是基於不堪外在壓力的逼迫，如果不獲治療或是治療不得其法，都會引起不同的病徵，例如抑鬱、焦慮和強迫行為，一般研究認為上述的病人約有七分一有自毀傾向。

以目前的形勢而言，香港人的整體精神健康將會遠遜於當年SARS，自殺率理論上一定會較高，狀況惡劣，大家決不能掉以輕心。筆者希望自己的估計出錯，因為人命關天，自殺是令人最為惋惜的其中一件事，是不能彌補的損失，不但對當事人而言，而且包括他的親朋戚友。

政治的陰霾，經濟的蕭條，疫情的反覆，對很多「精神亞健康」的港人好像是負重駱駝最後的一根稻草。當然，每個人的負載能力會有相當大差別，幾時會被拖垮就要視乎各自的「精神耐力」(精神失調的免疫力)。

筆者早有一句「真言」提供給各位作為「護身符」——「運動破愁城，社交滅心魔」。可是，隨着疫情的發展，這句「心法」的功力會大打折扣。部分市民早前/現在被迫失業、在家工作、停課、受「限聚令」的束縛；戶外活動和正常社交必定大為減少，既不能享受陽光的溫暖，也不能獲取來自朋友互動所產生的正能量。有人以「阿Q精神」去面對這個逆境：在家看食譜，親自下廚，以排遣光陰，在大快朵頤之後，換

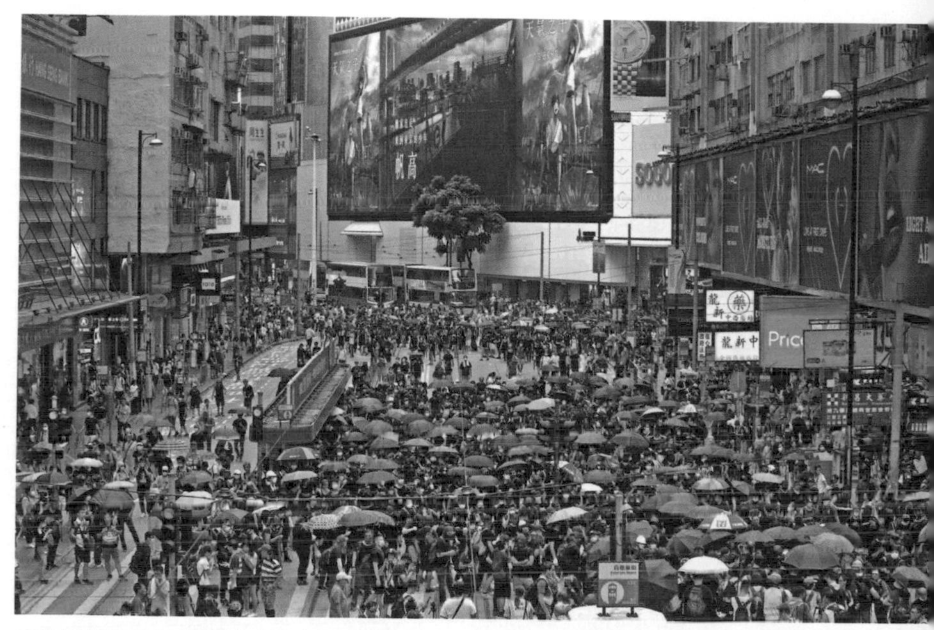

香港近年因政治問題造成社會撕裂，部分人各走極端，加上經濟蕭條，疫情反覆，帶來精神困擾。

來是周身贅肉。

輕生「訊號」

綜觀目前的局面，香港人的「精神健康防線」已大幅削弱，幾乎是無險可守。西方各國的有關服務比香港優勝，而他們的領導亦預先關注可能出現的「精神海嘯」；反觀本港的準備，可算是絕無僅有。香港的「精神健康服務」的持份者，可否「挽狂瀾於既倒，扶大廈之將傾」？

歷史告訴港人要自求多福，不要依賴政府救濟。在「這個危急存亡之秋」，700多萬港人應該奮發圖強，抱樂觀態度去面對挑戰，發揮同舟共濟的精神。

普羅大眾必須關心周圍的人，透過緊密的接觸和細心觀察，不難看出別人精神有沒有異常，例如終日愁眉不展、性格突變，判若兩人，在言語和行為上流露厭世的跡象，在網上留下遺言，把最寵愛的東西交給別人保管。這都是自殺的「訊號」，如果家人朋友無力應付，就要立即尋求專業人士的協助。筆者促請整個醫護界提高警惕，枕戈待旦，以便用最少的資源有效解決最多的問題，因為「救人一命，勝造七級浮屠」。

自殺的原因複雜得很，不過每個人天生的性格有着舉足輕重的影響。性格是否可以改變？很難說得準確！不過，大家切勿學習項羽「天之亡我！非戰之罪」的思維，而應該凡事絕不放棄，就如杜牧詩：「江東子弟多才俊，捲土重來未可知。」

/ 精神壓力測量 /

1967年，Thomas H. Holmes和Richard H. Rahe設計了生活壓力指數表（the Social Readjustment Rating Scale，SRRS），用以測量生命中發生的不同事件的壓力指數，如果有人在兩年之內所得積分高於300，他們就很有機會患上抑鬱症（讀者可在網上鍵入「Social Readjustment Rating Scale」字眼搜尋）。

" 每一種精神壓力都很難「量化」。 "

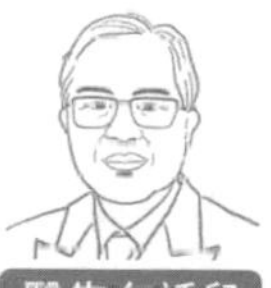

4 世界防止自殺日的警示

中國傳統有一句話是「千古艱難唯一死」，另一方面又說「生不如死」。人的生死問題，前人論述多不勝數，但總的來說大部分都是「貪生怕死」。在亂世中人危命賤，可能有不少人同意「寧為太平狗，不作亂世人」。二十一世紀二十年代的今天，世界究竟是治還是亂？當然不能一概而論。中東的敍利亞、北非的利比亞和阿拉伯半島南端的也門，都因為內戰，造成數以萬計難民流離失所，過着非人生活，但他們絕少求死，反而會冒險偷渡到歐洲。不過，在一些先進發達的國家，有相當多生活富足的人卻因為種種原因，走上自殺的不歸路！

每年的9月10日是「世界防止自殺日」；無獨有偶，2020年的9月10日又是「教師節」。香港的教師雖然在薪津上處於全球相對較高的水平，但在本地各專業界別中，患上精神病，特別是抑鬱症，反而處於領先位置。從邏輯推斷，香港學校的環境和教育制度存在高度壓力，使從業員受害。所謂「上樑不正下樑歪」，學生的精神健康和抗壓力自然受到質疑。

世衞在2003年9日10日聯同「國際預防自殺會」，確定該天為「防止自殺日」，旨在遏止日趨嚴重的自殺歪風。估計全球每年約有100萬人死於自殺，其中15至29歲的青年英年早逝，原因是自戕殞命的，佔總數的第二位；而自殺率最高的年齡組別是70歲以上的耆英。筆者相信香港的自殺情況和先進地區大同小異，但本地近年來人們的悲觀心態沉重，輕生似乎有變本加厲的趨勢。

又是一個巧合，2003年SARS來襲，造成299位港人因此喪失寶貴的生命，不只經濟民生受到重創，而且自殺率更創歷史新高（100000：18.8），至今仍然遠高於一般年份的數字（徘徊在100000：12-14之間），但筆者預測這個保持了18年的紀錄，很大機會將會被打破。

抑鬱與輕生

COVID-19導致港人死亡的數字較諸外國雖然偏低，但傳播鏈藕斷絲連。香港2019年中開始的社會運動，嚴重撕裂社會；接踵而來的新冠肺炎令大家人心惶惶；國際的政治鬥爭殃及池魚，使這顆「東方之珠」黯然無光——市民已經很久沒有在維港上空看到璀璨的煙花了！其實，這些都不太重要，最為關鍵的是港人會不會失去信心，重建這塊福地？衡量700多萬人能否東山再起，其中一個主要的因素就是我們的精神健康。評估精神健康的方法五花八門，但自殺率的升降必然是一個最重要的指標。

螻蟻尚且貪生，香港是一個豐衣足食的國際城市，為什麼精神健康每況愈下而使到業界出現「自殺飆升」的吹哨者？港大在2019年「修例風波」未發生前發表報告，指出10年來（2009至2019年），港人患有不同程度的抑鬱症高達9.1%，當中4.6%有自殺傾向。

根據可靠的研究，自殺得逞者80%至90%有精神問題，而箇中患有抑鬱症的佔大約70%。從此可以歸納出抑鬱症和自殺是息息相關的。毋怪乎世衛在20年前推斷「精神病成為人類第二號殺手」的預測已提早應驗。香港近十多年的環境：不利的政治、經濟和社會問題紛至沓來，市民承受的壓力不斷增加，是這個「殺手」可以橫行霸道的由來。

筆者喜歡重彈老調:「預防勝於治療」和「病向淺中醫」。或許，有些人認為港大估計74%市民出現抑鬱症的症狀有點誇大。其實，有症狀並不代表患上有關疾病，但如果出現症狀，不及早檢查、不去醫治或得不到適切的調理，病者便可能要付出沉重的代價，甚至賠上生命，這是多麼不值得呢！

雖然香港人對精神病的認識已有所進步，但普及精神健康教育的缺乏，使部分人仍然歧視精神病病人，作出某些損人不利己的「污名化」行為，延誤了不少患者去求醫問診。

現在消滅瘟疫猖獗的絕招是接種有效的疫苗，以切斷其傳播感染。精神病不是傳染病，可否有預防的方法？方法未必比困難多，但採取積極主動的作為，總好過病了才去求醫！

三得三不得

醫治精神病主要分為藥物治療、心理輔導和家庭協作，而病人本身當然要全力配合整個療程（三得三不得）：

一是進行恒常的「帶氧運動」，每星期不能少於3次，每次最少持續30分鐘，以出汗和呼吸急促為指標。

二是建立良好的人際關係，多參加集體活動，和親朋好友分享生活的點滴，互相鼓勵和勸勉。

三是多曬太陽，宋國農夫「野人獻曝」的故事，實在非常有用。據一些研究指出，適當強度的陽光能刺激大腦的血清素處於正常運作的位置，還能合成維生素D，增強骨骼。當然大家要預防紫外線灼傷眼睛和皮膚。相反：

一是避免進食「三高食物」（高脂、高鹽、高糖），肥胖會引起很多身心上的負面影響。

二是戒絕濫用藥物、吸煙和酗酒。這些不良嗜好會嚴重損害神經系統和心理狀態。

三是切勿離群獨處、自尋煩惱、亂鑽牛角尖。

關心身邊人

上述的習慣當然不能在朝夕間養成，而香港人嚴峻的精神困擾已到水浸眼眉的地步。香港年多兩年來，可能陷入前所未有的壓力枷鎖，自殺率在理論上一定會水漲船高。

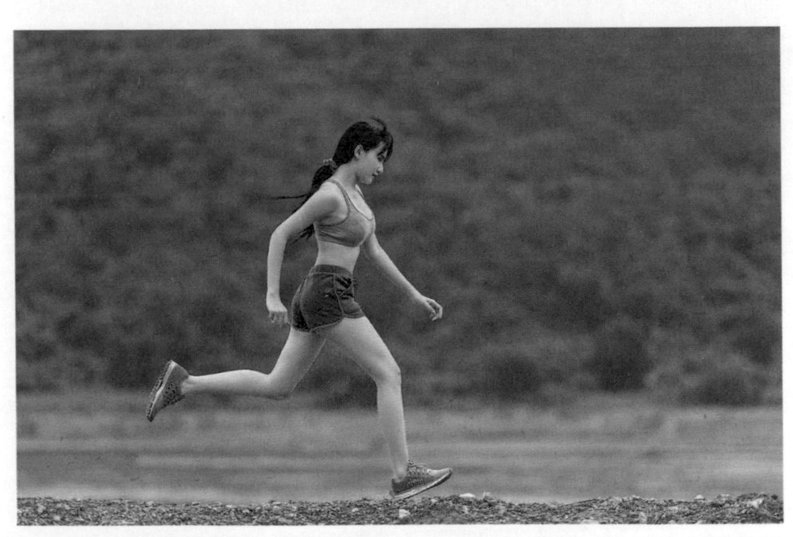

保持恒常的「帶氧運動」、建立良好的人際關係及多曬太陽，是維持精神健康的不二法門。（網絡圖片）

由於現在所有人的目光都集中在抗疫，而且自殺數字都有「滯後」的現象，所以有關當局也不會自揭瘡疤。有未經證實的消息，2020年的懷疑自殺個案激增，首6個月已超過900宗。

精神健康服務團隊當然會當仁不讓，身先士卒，也希望政府在財政緊絀之餘，增撥款項給有關的NGO，以應對當務之急。作為市民的一分子，我們也要抱着「人溺己溺」的精神，幫助有需要的身邊人：

留意周遭家人朋友的性格有沒有突然大幅度的轉變、流露尋死的念頭或遺言，以及把自己最珍貴的物品託付給他人保管。如果遇到上述情況，一定不能掉以輕心，在好言相勸之餘，必須尋求專業人士的協助。

/ 自殺「訊號」/

1. 終日愁眉不展。

2. 性格突變，判若兩人，在言語和行為上流露厭世的跡象，在網上留下遺言，把最鍾愛的東西交給別人保管。

如果觀察到身邊的人出現以上情況，便要加倍留神，若無力應付，就要立即尋求專業人士協助。

第五章

貧富貴賤皆有心理困擾

精神病在一般人眼中是個禁忌，特別是在華人社會，精神病患者往往受到他人歧視，他們會被標籤為「黐線佬」或「癲佬」，照顧者亦因大眾的奇異目光而備受壓力。隨着近年市民對精神病的認識增加，這些標籤和污名化稍有減少，以精神病為題材的電影、電視劇亦愈來愈多。從這些電影、電視劇當中，可窺看患者和照顧者的內心世界和在社會上所面對的難題。

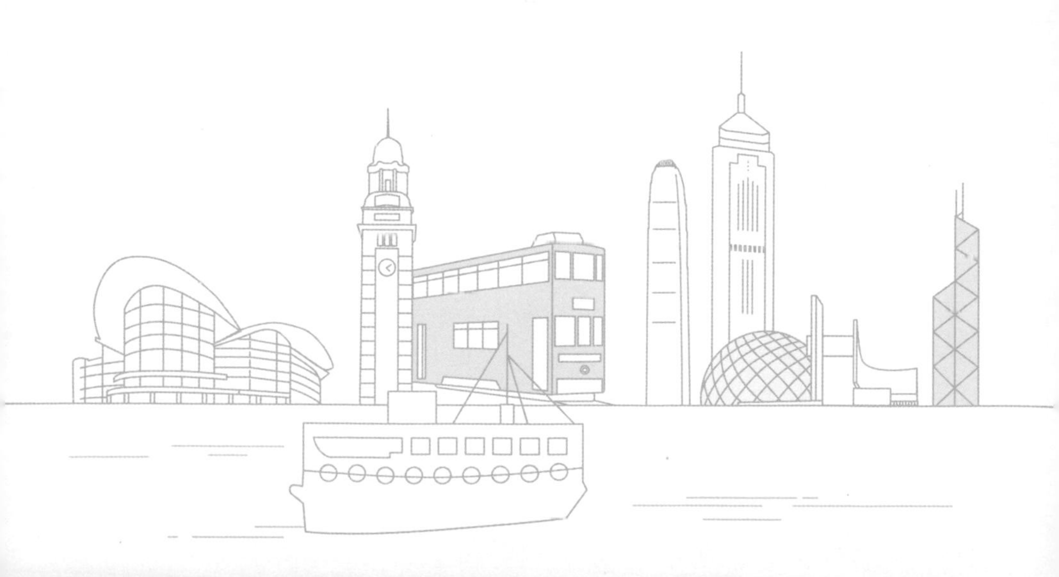

1 《一念無明》後的《黃金花》

2017年由新晉導演黃進執導的《一念無明》，上映後獲得好評，亦引起社會各界對照顧「躁鬱症」等精神病人一陣熱烈討論。其中最受爭議的一個問題是，公營醫療機構的服務遠遠不符理想。大家明白問題的核心在於公立醫院嚴重缺乏精神科醫生，而且情況有愈益惡化的趨勢。

筆者曾經與黃進導演面談，討論該部電影中一段有關公立醫院精神科醫生，診治病人的態度和過程是否流於渲染。黃導演堅持這是他的顧問團隊研究所得，他們的成員包括有關的專業人士，當中還有精神科醫生在內。

無可否認，影片內容很大程度反映了實際情況，不涉誇張失實。試想醫生面對排山倒海的工作壓力，又怎能有足夠的時間和良好的情緒去細心診斷每一個複雜的個案呢！

香港社會有一個獨特的現象，就是「3分鐘熱度」，很多鬧得熱烘烘的事件，很快便會被輿論淡忘，甚至無人再提起。

年前，一名患有過度活躍症的男童於擁擠的港鐵車廂意外踢到一名男子，男子不接受病童母親道歉，怒不可遏，揮拳相向後便借機逃走。

該名無助母親的苦況，被人攝錄並放上網絡，引起正反不同意見。可惜，其中的討論很多都帶有偏見，反映公眾人士對精神病患者和其照顧者的需要存在不少誤解，這無疑證明香港社會對精神病的認識不足。這樁「小事」很快又在傳媒和網絡中慢慢褪色，默默消失。

延誤治療代價沉重

另外，《葉問》和《狂舞派》的編劇陳大利為關於自閉症的家庭倫理寫實電影《黃金花》初執導演筒，電影大獲好評，並在第37屆香港電影金像獎中榮獲最佳女主角（毛舜筠）和最佳新演員（凌文龍）獎。

故事描述兩夫婦照顧自閉症兒子20年，心力交瘁，丈夫忍受不了沒完沒了的麻煩，有了外遇，離家出走，留下妻子獨力支撐殘破的家庭。在窮途末路中，女主角看到一線曙光，決心勇闖新天地。

飾演母親的毛舜筠演技精湛，淋漓盡致地表現了母愛的偉大，整天面對着「難以理喻」的患病兒子，處處承受奇異甚至歧視的目光，中途又遭丈夫背叛，但她仍然對兒子不離不棄。所以，社會必須在各方面大力支援精神病人照顧者的需要，並積極宣傳和教育市民大眾，防止對有關人士作出標籤，營造一個有同理心的「關愛社會」。

根據世界衛生組織（WHO）和各先進國家的研究機構的報告：精神病可能成為全球最流行的疾病，對個人、家庭、社會和國家造成很大的倫理破壞、人心動盪和經濟損失。

《孫子‧謀攻篇》：「知彼知己，百戰不殆（百勝）。」我們首先要明白自閉症是什麼疾病，然後採取適當的預防和醫療措施。一般來説，自閉症（Autism）是一種由於腦部發育障礙所產生的疾病，病因目前尚未有定論，但相信是神經生理及遺傳基因所造成。自閉症以前鮮為人知，大概是病人家屬怕被人「污名化」的關係。其實此病十分普遍，而且近年有上升現象。自閉症不是傳染病，不過和其他疾病一樣，一定要「病向淺中醫」。只要病人愈早確診和醫治，便愈有機會過正常生活，甚至可以獨立找工作謀生，成家立室，貢獻社會。

自閉症的症狀通常在童年時已開始顯現，大部分會延續到成年以後。因此，父母、教師和學校社工應該有辨別頑皮活潑孩子和自閉症病童的能力。香港的學校在緊密的課程牽制下，老師根本無暇照顧這些問題學童，而大多數家長忙於生計也無力應對。唯今之計是政府落實「一校一社工」計劃，訓練這些專業人士有初步辨別自閉症學童的能力，然後再轉介給精神科醫生和臨床心理學家確認。可惜，在現行的制度下，小學教師懷疑學生有自閉症，要在公營醫療機構輪候檢查，所需的時間很多時經年累月，往往錯失「治療黃金期」。要知道延誤治療的代價是非常沉重的，或會形成無可挽回的困局。

在青春期之前，兒童一般會服從父母的命令，而子女對雙親的指示會隨着年齡增長而產生抗拒，小則陽奉陰違，大則公

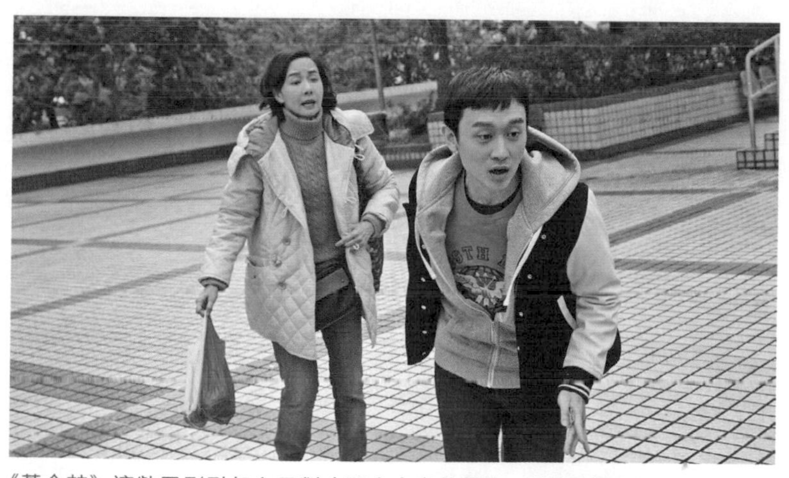

《黃金花》這齣電影引起市民對自閉症病童的關注。(電影劇照)

然忤逆。所以，自閉症的病人愈早得到適當治療是非常重要的，治療也相對容易得多。如果延遲治療，自閉症症狀陸續浮現，如自尊心低落，表現能力漸漸落後於實際應有的能力，與父母、老師和同學的關係日趨對立。他們感到生活充滿焦慮，容易產生輕至中度的抑鬱，或會有濫用藥物的傾向。

壓力影響夫妻關係

父母對養育他們產生極大壓力，在雙方不協調下，多會有不同程度的抑鬱和焦慮，嚴重者會影響婚姻關係。如果患者到青春期以後還得不到治療，他們成年後很難在社會立足，並出現不可逆轉的後遺症，如嚴重的心理創傷、病態賭博、無法和別人建立穩定的關係和有犯罪的慾望等。

相反，如能在「治療黃金期」服食針對性的藥物，再接受行為輔導（社交訓練、言語和心理治療），他們的前途還是有希望的。治療過程一定是漫長的，情況也會有起有落。照顧者所承受的壓力真是不足為外人道，所以政府和社會人士要大力支持和支援，特別在經濟和居住兩方面，因為病童需要父母24小時全天候照顧。

《黃金花》這齣電影引起市民對自閉症病童的關注，有很多家長都致電電台的Phone in節目大吐苦水，以用家的身份指出現在的服務如何不足。希望有關當局不再實施「鴕鳥政策」，更希望香港社會對弱勢社群的關心，不會又是「3分鐘熱度」。

大家必須知道，精神病已成為全球人類的頭號疾病，所以WHO早已提出No Health Without Mental Health的警示，希望香港政府和市民明白問題的嚴峻，盡早合力面對挑戰。

/ 港人看法的轉變 /

香港九七回歸祖國，先後經歷SARS來襲和全球金融危機，人們身心受創，開始認識精神健康的重要性。精神科這個冷門的專業順勢而起，成為兩間大學醫科畢業生的寵兒。

2 皇后自殺的啟示

每年9月10日定為「世界防止自殺日」，2018年當日，香港大學賽馬會防止自殺中心發表了一個統計報告，其中某些數據值得社會各界關注：本港2017年的自殺率是100000：12.4（即10萬人有12.4人自殺身亡），較2016年微跌0.1%；但15至24歲的全日制學生自殺率出現急劇上升的趨勢，4年間（2012至2016年）升幅達76.1%。筆者認為香港教育界所有持份者都不能掉以輕心，不但要反躬自問，還要檢視現行考試制度的優劣，因為香港文憑試DSE正是2012年開始。

香港回歸之後，考試制度從「五二制」改為「六年制」是其中最大的社會變遷。從此香港大部分的適齡青少年，都要強制在學校學習同一課程。當然這個組別的自殺率突然飆升不能完全歸咎於學業問題，還有感情、家庭、生活環境和財政的困厄。俗語有所謂「螻蟻尚且貪生」，何況是尊貴的人類。其實，上天的創造是一視同仁的，任何人如果失去「生存的希望」，即是「絕望」，自殺的動機便會蠢蠢欲動。

年前於中港熱播的長篇宮闈連續劇《延禧攻略》，其中的劇情是貴為皇后的富察氏墮樓自殺。當然《延禧攻略》和《三國演義》一樣是「三分相似，七分虛構」。筆者引用這套電視劇去說明自殺的原因，只是希望普羅大眾較容易明白和掌握。

遠因近因觸發點

話說美麗活潑的富察氏，二八年華時已被選為寶親王（後來的乾隆帝）的嫡福晉（正室）。大婚之日，當時的皇后給她連串嚴厲的訓示：將來作為宮中之首，要規行矩步、莊敬自約、恩威並施……才能母儀天下。雍正暴卒，寶親王順利繼位，她便成為年輕的皇后。可惜，她的長子（二阿哥）夭折，傷心欲絕之餘，種下自殺的「近因」。

一般研究認為人類自殺的動力可分為3種：遠因、近因和觸發點。當然，還有小部分是一時衝動的個案。

劇中的主角宮女魏瓔珞，在戲劇上是襯托皇后（就如《紅樓夢》中晴雯之於黛玉）。富察氏的理想生活是自由自在，不受拘束，甚至是放任不羈，就如瓔珞一樣口不擇言，敢於冒犯皇帝。她當了「一國之母」後，雖然能履行職責，被稱譽為賢后，但精神壓力則日積月累，造成長期的抑鬱和焦慮，因為深宮的生活和她的個性大相逕庭，這就是富察氏自殺的「遠因」。

劇中說她無懼身體欠佳，冒險為皇帝生下第二胎（七阿哥），但因宮廷鬥爭，這個可能是下任皇帝的嬰兒慘遭燒死（據官方資料，七阿哥是因病夭折）。

皇后對愛子連番夭折痛不欲生，而皇帝因政務繁重，無細心安慰撫恤，在絕望底下於高樓躍下身亡。從現代的精神病醫學觀點看，她很有可能患上嚴重的產後抑鬱症，這就是前文所指的「自殺觸發點」。

我們由電視熒幕回歸現實世界。香港人，特別是青少年的自殺原因，和戲劇中的情節實有部分雷同之處。

近年，香港人的自殺率普遍下降，但15至24歲的全日制學生自殺率則反而急增。社會人士都大惑不解，認為所有教育界的持份者都責無旁貸。

畫虎不成反類犬

筆者認為在眾多制度中，香港的教育制度改變得最頻繁，涉及的公帑花費也是位居前列。在上世紀末，未回歸以前，教育改革的準備早已箭在弦上，但經歷數十年的試驗，有人認為總是「畫虎不成反類犬」。

1. 前線教師精神狀態欠佳，尋求精神治療的人數在各專業界別中獨佔鰲頭。

2. 莘莘學子自幼稚園至大學都要應付各方面的壓力，特別在學業方面，更是飽受煎熬。

3. 部分家長仍然冥頑不靈，死抱「望子成龍」的心態，百般催逼，要子女「贏在起跑線」。

4. 教育和考試制度的改革，令人懷疑除了有政治目的外，似乎是較看重既得利益者的好處，而忽略了廣大中小學生的「愉快學習」。

奠定學生的成長基礎，必須有一個「愉快學習」的環境，否則可能造成不敢上學的症候群（School Phobia / School Refusal），長此下去會釀成抑鬱和焦慮的情緒，以及身心症。這種不良的「精神基礎」便是各種精神病的「遠因」。

至於「近因」，多是在應付重要考試的「磨練」中，生理和心理上都吃不消。在「自殺觸發點」上，大部分是學生因為考試失敗，在大考/公開試放榜成績未如理想，內心自責，恐怕辜負父母的期望；不敢在同學面前抬頭，怕被恥笑和欺凌。

「人生如戲，戲如人生」，在人生和舞台上，都不斷有人以自戕作為了結，這種不幸事情無可能杜絕，但絕對可以減少。

現在青少年自殺率持續上升的趨勢，主要的責任應落在父母和教育制度身上。他們是培育兒童成長的「操縱者」，成敗得失，不在於將來下一代是龍是蛇，而是能否成為一個身心健康的人。身心健康的人，最重要是一早打穩精神健康的基礎。

基督教服務處樂Teen會2017年11月至2018年1月，調查了3669名小五至中四的學生，發現四成受訪者「感到不幸福」，年紀愈大「幸福感」愈低。中三是學生正常成長的關口——面對DSE的選科，以前的學制靈活性似乎較大：中三畢業不想呆在學校的青少年，可以出外找工作或學習實用技能；中五會考的同學，不想進大學的，出路多的是，相較現在鐵板一塊的制度，那時青少年多了兩個「逃生」的活門，可免受更多的挫折，減少抑鬱和焦慮的累積。

兩方面打好基礎

打好青少年的精神健康基礎，要分開兩方面來做：

一是給他們「愉快的學習」，免於考試的勞役，以消除不必要的壓力；

二是在高小和初中，教授有系統的正規「精神健康教育課程」。筆者深信上述兩者可以增加青少年自殺的防疫能力，有效壓制自殺的3種動力。

港大的報告提出一個嚴厲的「指控」：學校作為預防學生自殺的屏障，協助識別並支援有情緒困擾的學生，已逐漸失去往日的功能。「救救孩子」的重任要由整個社會來承擔。

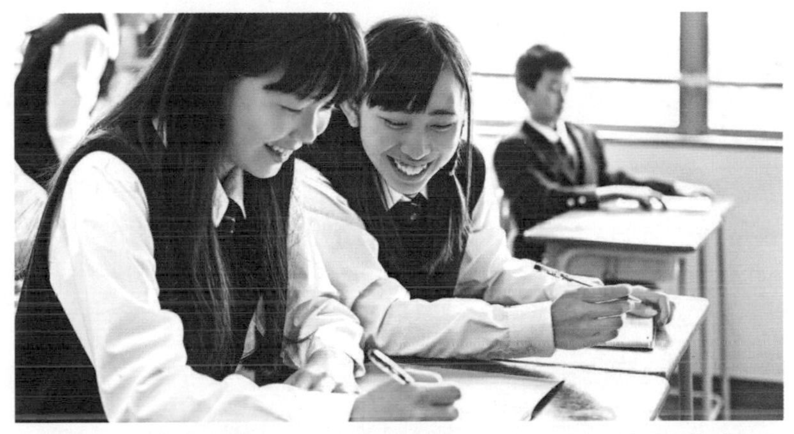

打好青少年的精神健康基礎，要分開兩方面來做：一是給他們「愉快的學習」；二是在高小和初中，教授有系統的正規「精神健康教育課程」。

/ 求死的心理 /

人類雖然是萬物之靈，其實和所有動物一樣，在正常情況下（除非在長期病患的痛苦中），求生的動力是會完全壓制尋死的動機。少數不在上述情形自殺的人，原因大多數和心理有關，例如失戀、喪親、孤獨或是為了追尋崇高的理想而犧牲。

3 傳媒對精神健康的責任

雖然香港人看電視的比例日漸降低，但免費電視仍然是普羅大眾的日常娛樂。2020年香港的電視頻譜全面數碼化，政府亦準備津貼無力買新電視機的草根階層，可見傳統電視節目在可見的將來，對市民的影響仍是相當巨大。

2019年，無綫電視播映一套名為《鐵探》的警匪連續劇，雖然未獲警務處的協助，但製作認真，輿論叫好，觀眾看得「過癮」，相信在不少人心中留下深刻的印象。之後該電視台再接再厲，大事宣傳新一部大製作：以公立醫院的運作和其中人事轇轕為題材的劇集，稱為《白色強人》。很多電視迷都翹首以待，希望看到驚心動魄的劇情，更想知道醫院不為人知的「秘密」，因為在宣傳過程中，該台特別強調該劇集獲得多位專業人士充任顧問，具體內容的真實性很高。

筆者不是「電視迷」，亦無暇收看連續劇，但在某天晚上，在家中瞥見正在「熱播」之中的《白色強人》，而其中一個情節引起本人極大的關注。這個橋段顯然是根據1982年發生在長沙灣元州邨（當時稱為元洲街邨）的安安幼稚園慘劇為藍本而加以渲染發揮。以精神病人的暴力為題材的香港電影，在筆者記憶中，只有於1986年由爾冬陞執導的《癲佬正傳》。這齣電影獲得業界的好評，並獲得多項「香港電影金像獎」的提名，最終秦沛更榮獲「最佳男配角獎」。

筆者不懂影視藝術，但明白藝術不能避免有渲染和誇大的成分，好的方面是加強感染力，壞的方面是不免流於嘩眾取寵。影音傳播最能動人心弦，影響觀眾的情緒，足以轉變其認知概念。香港學校和其他先進地區一樣，都在課堂中盡量使用影音設備作為教學工具，便可見一斑。

歪曲實況

所有在香港公開上映的電影，都要經過電影、報刊及物品管理辦事處的審核和評級，以保障各方面的利益。在港英時代，1981年的台灣片《假如我是真的》，由於政治原因被禁映；1982年的港產片《烈火青春》受到教育界猛烈抨擊，幾乎被封殺。筆者在此無意討論藝術創作自由，只是說明在本地公映的電影都經過審查評級，觀眾買票入場，是經過考慮才選擇看哪一齣戲。

筆者對電影製作所知不多，但都知道精神病的暴力經典電影包括1992年的《沉默的羔羊》及1980年的《閃靈》。上述兩部電影，筆者個人認為其中的暴力和壓迫感遠超《癲佬正傳》，但它們都是英語電影，大部分觀眾在進場欣賞時都經過深思熟慮，而且應該有充足的心理準備。

筆者並不是在懷舊，只是向讀者提供背景資料，以討論當前的問題。

首先以今天的標準，用「癲佬」去形容精神病人極可能犯上「歧視條例」，《癲佬正傳》應該要改名才可以上映。

其次，現在的電視劇集深入數以萬計的家庭，男女老幼在幾乎別無選擇下「被迫」收看這些免費但不需要經過有關當局審查的節目。雖然公眾可以在節目「出街」後向廣播事務管理局提出相關的投訴。可惜，根據以往的紀錄，廣管局的警告和罰款作用微不足道。筆者鄭重聲明上述的看法，絕對不是想收窄香港的言論和創作自由，而是想完善專業操守，去保護一些無辜的「受害者」。

《白色強人》影射安安幼稚園的暴力血腥事件，不但勾起當事人家屬差不多40年前的慘痛回憶，並且嚴重歪曲精神病人的真實情況，造成難以估計的負面影響。香港是一個有言論自由的社會，這值得珍而重之，所有人都應該好好保護，嚴加自律，特別是對公眾有極大影響力的傳媒。

「元州邨事件」是一個慘痛的教訓，精神健康業界和政府都合作致力防止同樣的悲劇再次發生。多年來，香港在醫治精神病各方面都有一定的進步，其中只出現零星導致傷亡的暴力個案。

全世界醫治精神病的方向，都以病人回歸社區、重拾正常生活、得到全面康復為依歸。部分精神病人出院後需要入住「中途宿舍」，作為重回正軌的過渡期或緩衝區。最初，不少社區組織和人士基於對精神病的誤解，將病人標籤、抹黑和「妖魔化」，群起反對，使建立「中途宿舍」的步伐舉步維艱。政府和業界經過多年的努力勸説，街坊鄰里開始明白真相，情況才得以有逐步的改善，而上述劇集的一個煽情片段，可能會把各方面嘔心瀝血的工作付諸一炬。

集體意識

編劇沒有特別搜集資料，導演力求場面震撼，監製只關心「收視率」，老闆看重廣告的收入，本來無可厚非。但是，最令人氣餒的是，所謂「強大的顧問團體」竟然看漏了眼，讓觀眾以為精神病人都會有可怖暴力的行為。

根據全球學者多年的研究，早已肯定精神病人的暴力行為比普通人在程度和數量上都輕微。經驗所得，只有極少數患有特殊精神病的人在沒有監管和治療下受到外來特大刺激時，才會出現暴力傾向。事實上，大部分病人在治療中，身心的節奏都會比前減慢或回復平衡，衍生躁動情緒的機會反而比一般人少。

有人會問：「觀眾都知道劇中人在演戲，不會當真的！」

自古以來，人類社群，在特定文化中都會產生「集體意識」（Collective Mind），例如看見穿白色制服的人就會聯想到醫生，其實，很多行業的人工作時都會穿着白衣。同時，觀眾隨意的聯想（Causal Association）很容易被誤導，例如醫生在手術室工作時絕不會穿白袍，而是一次即棄的綠色或藍色保護衣。

筆者有理由認為，《白色強人》這個有關精神病人的暴力情節，會使部分觀眾的潛意識聯想到精神病人等同「有暴力行為的人」。

筆者少時曾經看過一齣戰爭電影，名為《坦克大決戰》，影片之後標示有很多軍事專家，包括多國的將領作為該片的顧問。本人已在耳順之年，一直以來都認為坦克布陣都是如此這般。

澳洲當局有明令，促請各傳媒務必低調報道有關精神病人的事件，而香港的「紙媒」亦有從善如流的趨向。希望該電視台的製作和顧問團體能認真反省！

/ 污名化的口頭禪 /

數十年前，當病人精神失控，家人無計可施，唯有將他們「捉入青山」，而這句說話便成為本地的「口頭禪」，寓意「有人黐線」，無形中助長社會對精神病的「標籤化」和「污名化」。

4 看《倚天》談矛盾

踏入10月，不禁想起我們尊敬的查良鏞（金庸）先生，已永遠離開他創作得五彩繽紛的武俠世界了。

金庸的十幾套「新派武俠小説」，繼承中國傳統章回小説的特色，又引入現代西方小説，描寫人物心理的手法（雖然查先生在細緻和深邃方面的描寫，不及300多年前的曹雪芹），別樹一幟，是二十世紀文學世界其中一個奇葩。可惜，金庸武俠小説由於翻譯困難，未被全球讀者廣泛認識，但在華文世界中則奉為雅俗共賞的佳作，這從華人社會的電影、電視、漫畫書和電子遊戲不斷以金庸武俠世界作為創作藍本便可見一斑。2019年，香港觀眾更剛剛欣賞完最新一輯的內地連續劇《倚天屠龍記》。

如以「結構主義」的角度解構金庸小説，其中的主體都涉及人物和事件的矛盾。事件的矛盾是客觀的，這包括時代的背景——民族鬥爭（華夷之別）和名門正派與邪魔外道誓不兩立；

人物轇轕就不外乎恩、怨、情、仇，是絕對的主觀感情。

從精神治療學而言，人非草木，喜、怒、哀、樂以至焦慮，都會使人極度困擾，就筆者臨床經驗的體會，最黯然銷魂的是「矛盾心理」。本文集中討論的「矛盾」是心理性（Psychological Conflict），而會觸及事物的矛盾性（Contradiction）。以下就以家喻戶曉的《倚天屠龍記》（劇情以第一版《倚天》為依據）人物作實例，向讀者說明：

江湖盛傳「……寶刀屠龍……倚天不出誰與爭鋒」，正邪兩派都希望得到這一對神兵利器，成為武林盟主。峨嵋派掌門滅絕師太，派遣其愛徒紀曉芙下山，一方面想搶奪屠龍刀，一方面要對付明教。紀女俠在和明教「光明左使」楊逍在鬥爭過程中竟然互生情愫，甘於悔婚武當派弟子殷梨亭，並生了一個私生女，取名楊不悔，以表示對楊逍的愛情是不會後悔，後來更堅持原則，最後被其師父擊殺。這個情節是金庸小說其中的一條主軸——客觀的正邪誓不兩立，是不解的矛盾，而主觀的男女感情執着卻突破了世俗藩籬，可是要付出沉重的代價，造成故事矛盾的「原型」（Prototype）。

陷入難以取捨困局

這個「原型」繼續發展和加強。本書的主角張無忌之父張翠山，在種種巧妙安排中，和邪教「妖女」殷素素在冰火島結成夫婦，產下麟兒，更和大魔頭謝遜成為莫逆之交。這種「反倫常」的關係在荒島相安無事，但當他們重返世俗後則無從解決，兩夫婦被迫先後自殺，以死謝罪，留下獨生子淪為孤兒。這個孤兒承襲上述的「原型」，將劇情推向高峰，再展現了金庸小說的結構：主角出身寒微→從小歷盡滄桑→刻苦奮鬥，屢次遇到高人指點/奇遇→練成曠世武功→號令群雄→陷入主觀（男女感情）和客觀的矛盾（民族和正邪的對立）→難以取捨（劇情的高潮，Climax）→看破世情（斷、捨、離），解決矛盾，變成反高潮（Anti-climax）→結束。

新任明教教主張無忌，雖然有無堅不摧的蓋世神功，但他處理感情的能力相對脆弱，在青梅竹馬的周芷若和蒙古郡主趙敏兩者之中，幾乎陷入難以取捨的死胡同/困境（Dilemma）。同時，劇中兩位女主角墮入的心理困境和現實僵局，比諸男主角亦不遑多讓。

周芷若和張無忌自小相識，一早便患難與共。芷若雖然在峨嵋學藝，但心中已暗許在江湖漂泊的無忌哥哥。可憐這個天真純潔的少女，被迫接受師父所託，要偷寶刀，滅邪教。周芷若曾經效法師姐紀曉芙背叛師門，與意中人共諧連理，可惜在關鍵時刻遭受趙敏的破壞，被迫走上不歸路。

趙敏是蒙古汝陽王的掌上明珠，奉命在江湖施行詭計，企圖分化武林義士的團結，阻止他們推翻元朝的行動，再挑撥正邪兩派的鬥爭，希望坐收漁人之利。貴為郡主的趙敏對張無忌可算是典型的一見鍾情，她要背叛國家民族、父兄厚愛，全心全意去愛一個「頭號敵人」，其內心的掙扎、感情的矛盾，的確是無與倫比。

整個故事的腥風血雨，是由張無忌的義父、明教的「金毛獅王」謝遜大開殺戒而展開的。最諷刺的是，幾十年的江湖撕裂，是由於謝遜的授業師「混元霹靂手」成崑為報一己的私怨而造成。

作繭自縛傷人自傷

「圍攻光明頂」是故事的「高潮」，成崑的奸計被識破，謝遜自殘謝罪是「反高潮」。原來，成崑和明教前教主楊頂天的夫人本來是一對情侶。陰差陽錯，「幕後黑手」的意中人要下嫁教主。楊教主婚後潛心苦練武功，冷落嬌妻，楊夫人不甘寂寞，與舊情人互通款曲，在密室幽會，但被撞破。楊夫人羞於紅杏出牆的恥辱，含恨自殺；楊頂天亦在暴怒中走火入魔。成崑悲憤莫名，誓要消滅明教，於是布置這個大陰謀，實行人報復。

人生的遭遇，有時會離奇曲折，當面臨選擇時，可能會陷於「魚與熊掌不可兼得」的困局，如果不能當機立斷，精神便會陷於焦慮和抑鬱，甚至鑽入牛角尖，可能做出害人害己的行為。每個人都會遇上矛盾的問題，如果自己無能為力，便應該諮詢專業人士，及早解決困難，切勿泥足深陷以致萬劫不復；在必要時務必要下定決心，壯士斷臂，以免糾纏不清，作繭自縛，傷人自傷。這可能是破解矛盾的不二法門！

自相矛盾這個故事出處相信大家都耳熟能詳：以子之矛，攻子之盾（《韓非子．難一》）。這似乎是難以解答的問題。孔子也不能為孩子辨識一個物理學上的普通現象——兩小兒辯日（《列子》）。矛和盾，分別鋒利得無堅不摧及堅硬得固若金湯，但落在不同的人手中，所發揮的作用就有天壤之別，勝負成敗即可立見。

面對現時香港的社會矛盾，希望可以由香港人自己解決，但一定不容易，也不是短時間內可以做得到。我們應該效法張無忌和趙敏對愛情的堅忍態度，愛護香港，做於本港有利的事，相信終可「守得雲開見月明」！東方之珠才能轉危為機，化險為夷。

／撕裂的3個台階／

人類之間的心理對立，以至於撕裂可分為3個台階(個人之間、社群之間和國族之間)，當中總離不開對峙雙方的關係，由矛盾以至於撕裂。在發展過程中有明顯的前因，實質上的後果，更有預期之內的深遠影響（無論問題有否得到圓滿的解決)。

5「小丑」殺人的啟示

雖然2019年上映的《小丑》（*Joker*）一片在香港並不算十分賣座，但影評對其評價甚高。筆者對電影欣賞是個門外漢，無從在藝術角度作出任何評論，但因為戲中的主角「小丑」顯然患上嚴重的精神病而引起本人的關注：社會有沒有給予他適當的治療？

導演暗地裏表達，「小丑」之作惡多端，威脅市民安全，成為蝙蝠俠的死敵，是社會間接一手造成的。

悲觀絕望

電影一開場，就以鏡頭掃射葛咸城的街頭，滿布黑色的大垃圾袋無人處理，烏煙瘴氣；主角就在一間準備結業、售賣音樂產品的公司門前，打扮成小丑，舉起廣告牌以廣招徠。觀眾隱約意會到該市的經濟陷入困境，配襯着選舉市長的活動，參與其中的上流社會人士衣香鬢影，產生強烈的對比。

小丑努力工作，但被幾個無賴少年欺凌，搶去他的廣告牌，並在一條小巷遭受圍攻毆打。他盡責地保護公司財物，換來的只是老闆的責難。鏡頭一轉，小丑用一個大袋載滿各種藥物，於家中分配在數個藥物盒中，觀眾猛然明白他是個長期病患者，需要不斷服藥去控制病情。這時，他的媽媽出現，觀眾幾乎一眼便看出，她不但起居生活必須由小丑照顧外，精神健康亦有問題。這所房間的氣氛、陳設和色調都是暗沉沉，和葛咸城的氛圍相互配合，給人一種悲觀甚至絕望的感覺。

故事繼續發展，原來小丑要定時接受輔導。輔導員「竟然」是位黑人女性，而小丑是個白人，在暗藏種族歧視的社會裏，導演的安排給人一種無名的錯愕。黑人女輔導員的冷漠和官僚作風使人吃驚，小丑依約帶了他手繪的筆記給她看，但她只輕蔑地瞥了一眼，什麼也沒有跟進，遑論細心研究病人的精神狀態，只是機械式的吩咐他下次準時「覆診」。這次「覆診」從精神健康服務角度而言至為關鍵，也是小丑「成魔」的轉捩點：輔導員告訴小丑，因為經費缺乏，她的部門將會被裁撤。小丑驚問：「我去哪裏拿藥？」她沒有答覆，鏡頭就迅速地轉向另一個場景。觀眾心中自然明白，長期精神病患者沒有適當的心理輔導，突然又失去控制病情的藥物，加上遭受一連串內外的磨難，小丑「成魔」是自然不過的，而且值得同情。

內外磨難　成魔之路

唯一能維繫小丑繼續咬緊牙關努力工作、維持生計的是：照顧患病的媽媽、幻想和隔壁單親黑人媽媽建立家庭生活，以及憧憬有機會和電視「名嘴」（由巨星羅拔狄尼路飾演）合演一個家喻戶曉的「清談」節目（類似以前David Letterman的《大衛深夜秀》）。

可惜，小丑的夢想一一地被無情的橫逆粉碎，而這種打擊和精神病有着密不可分的因果關係。

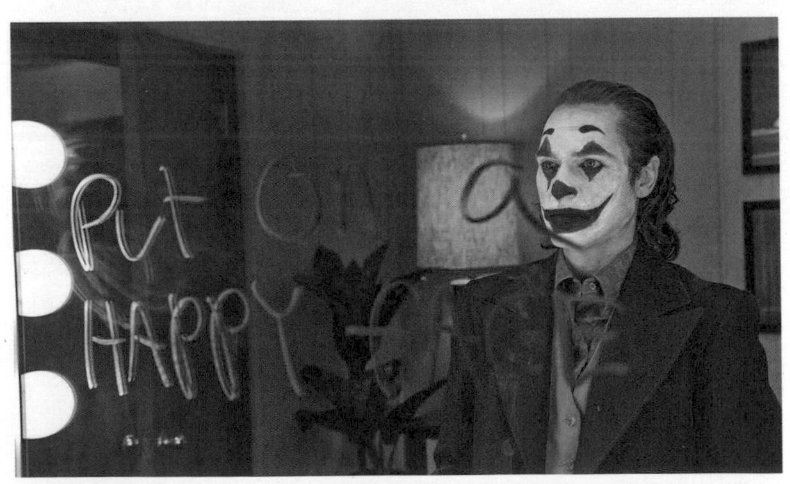

《小丑》主角的「成魔」當然有戲劇的誇張手法，但仍然可以反映人類心理發展的因果關係。

2019年，有一個美國網站，調查十大「最驚慄電影」的排名：首名是《閃靈》（*The Shining*），第七名是《沉默的羔羊》（*The Silence of the Lambs*）。這兩齣電影都和精神病有關，至於是否令大部分觀眾全身顫抖則見仁見智了。

《小丑》和上述電影一樣，男主角都患上「有嚴重暴力傾向」的精神病，至於它能否成為經典名片，就有待時間考驗。本文只集中討論該片情節中與精神病有關的問題：

一切悲劇都由小丑童年開始遭受的哄騙和欺壓開始，也源於一柄手槍。

小丑的同事主動借槍給他，以防再被人毆打。小丑知道精神病人攜帶槍械是犯法的，但推不掉對方的盛意拳拳，便收下了。可是，他在兒童醫院表演時，大意地將手槍跌在地上，嚇壞了女看護和部分病童，結果小丑被公司解僱，小丑認為這是該同事設計的陷阱；他離開時大笑（小丑患了一個怪病：狂笑其實是痛哭），心裏感到前路茫茫。

一個深夜，一個地鐵的車廂，幾個衣冠楚楚的青年男子，半帶酒意調戲一個妙齡女乘客，小丑意外地混在其中。少女拂袖而去，小丑受到刺激，忍不住大笑，剛「吃了檸檬」的大漢，誤以為是譏諷，把他拖在地上拳打腳踢。小丑在情急之下用那支槍自衛，此舉觸動他壓抑的怒火，於是大開殺戒。

探員懷疑小丑有嫌疑，到他家中調查，引起他媽媽的心臟病發，要送到醫院急救。小丑受其母親哄騙，說他其實是城中大亨，競選市長的大熱門候選人的私生子。於是，他在大亨的大宅門前徘徊，希望求見「父親」尋求幫助，結果，他不但吃了閉門羹，而且懷疑母親的說話。

成長遭遇　影響深遠

小丑因病已經忘記了兒時的經歷，於是他到所屬的精神病醫院，企圖查證自己的身世不果，便用武力搶奪有關紀錄。他細看下，晴天霹靂，原來「母親」是個精神病人，自己只是她收養的孤兒，而且她有多次嚴重的虐兒紀錄。他知道摯愛的人竟然就是使自己飽受煎熬的罪魁禍首，便索性潛入加護病房，手刃「母親」，踏上一條「不歸路」。

最後，他因緣際會，獲得電視名嘴邀請作為客席嘉賓，出鏡演出。可惜，在準備過程之中，小丑發現當中的虛偽和醜陋，便在眾目睽睽下，於鏡頭前用那支槍槍殺他了的偶像，震撼整個城市。

電影製作要顧及藝術創作和經濟效益，期間必然有誇大和失實的成分，但本片帶出一個很重要的訊息：社會切勿忽視兒童健康的心理成長，否則或會產生難以補償的損失。

根據最新的精神科學研究所得，比較嚴重的精神病，例如思覺失調和躁鬱症，受遺傳因素影響較多之外，其他普遍的情緒病如焦慮和抑鬱症，較受後天的環境左右。兒童的成長期可能遭遇不同的挫折，或會扭曲其正常的心理發展，造成「性格偏差」。《小丑》主角的「成魔」當然有戲劇的誇張手法，但仍然可以反映人類心理發展的因果關係。現實中，兒童生於破碎家庭，受到長期虐待，或是在學校遭受不斷欺凌，都極有可能產生「性格偏差」。性格剛烈的兒童，長大後很容易會有「以暴易暴，以牙還牙」的行為傾向，成為「反社會」的中堅分子，釀成很多暴力和破壞，為防患未然，有關當局和社會各界都應對兒童成長問題加倍注意！

/ 多元專業治療團隊 /

照顧精神病不單需要醫生，還要其他專業人員的通力協助，治療才有效率。這支多元化的專業團隊應包括護士、臨床心理學家、社工、職業治療師和個案經理。

第六章

精神問題急增 外國應對策略

新冠疫情肆虐全球，已造成超過300萬條寶貴生命喪失，現時沒有人能夠預測疫情何時才會結束。受困多時的人類身心受創帶來的連串精神問題將會陸續湧現，猶如地震過後出現的海嘯，市民必須保持樂觀自強的心態去面對「精神海嘯」。與此同時，澳洲的專家早已關注到疫後將會出現的「精神海嘯」問題，2020年舉行視像會議，討論「COVID-19會否摧毀澳洲的精神健康服務系統」，當中的重點值得香港借鑑。

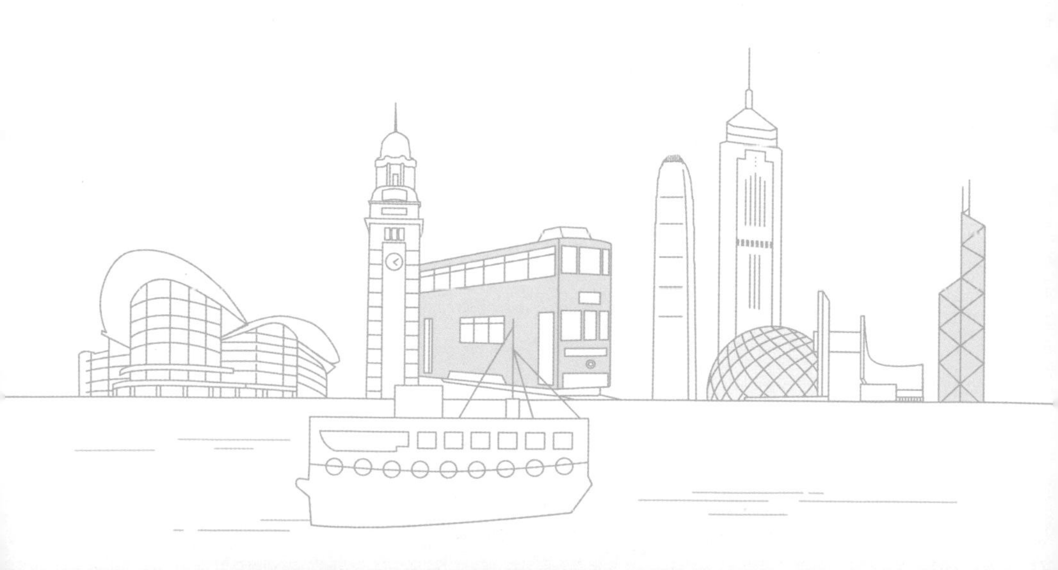

1 如何應付疫後的精神海嘯

COVID-19已經在地球肆虐超過一年，現時感染人數超過一億，雖然上述數字比起上世紀初的「西班牙流感」的殺傷力，似乎是微不足道，但今次全球瘟疫，必然是人類歷史裏其中一次大災難，嚴重影響世界的經濟和政治秩序。有些較悲觀的學者認為COVID-19有可能成為「風土病」，人類要和它長期搏鬥。

香港在官民合作下，防疫做得尚算不錯。有人認為目前本港防疫成功是有賴於SARS的教訓，於高峰期幾乎是全民戴口罩。可見從歷史中學習，得到經驗，以防重蹈覆轍是非常重要的。

記得18年前醫管局行政總裁何兆煒醫生在危急關頭染上SARS，副手高永文醫生臨危受命，結果完成任務。據說高醫生在抗疫過程中親自體會到醫療部門相互的不協調造成不少不必要的失誤，所以，他在疫情過後成立了「衞生防護中心」，以便日後新疫症「崔護重來」時，有一個專職機構加以有效應對。這便是從歷史學習中得到好結果的典型例子，例如尋根究柢追查感染源頭和隔離有關的高危群組，以防止出現交叉傳染。

自殺率關乎社會氛圍

前衛生署署長和前世衛總幹事陳馮富珍2020年出席北京兩會會議，公開呼籲要加強疫症後國民的精神健康。英國皇家精神科學院前主席Wendy Burn教授指出，今次疫情過後，極有可能出現「精神海嘯」（Mental Health Tsunami）。香港很多精神健康的持份者早已提出上述警告，而筆者亦發表過類似的意見，這不是我們有什麼神機妙算，可以預知未來，而是以史為鑑。

這些預測是有事實根據的：直接因SARS而喪命的有299人，而當年的自殺率為100000：18.8，這是「港大防止自殺中心」從2002年開始記錄以來最高的紀錄（以10萬人作為單位計算，2003年後的百分率徘徊在12至14之間）。如以2003年，香港有600多萬人作為基數，自殺身亡超過1000人。大部分學者都認為自殺率的升降在相當程度上和社會的氛圍有直接的關係。

今次COVID-19的襲擊，香港傷亡輕微，但後續的精神健康問題令業界更加擔心，因為市民受困擾的時間長（當然包括2019下半年的社會運動，還可能加上更嚴峻的政治不穩定），不但工作和學業大受影響，日常的起居生活、活動娛樂都亂七八糟，情緒普遍低落，甚至意興闌珊。

根據一般研究，死於自殺的人有80%至90%是精神病人，而其中約70%患有抑鬱症。回想當年SARS，已故醫學會會長勞永樂醫生委派筆者為「精神健康召集人」，希望透過各種傳媒，一方面向大眾提供精神健康知識，另一方面促進港人養成正向思維，盡快脫離瘟疫的陰霾，共同努力重建香港經濟。

雖然高醫生後來晉升為食衞局局長，政府卻沒有進一步改善「精神健康」服務，現在的醫療條件和18年前基本上沒有分別。

政府於年前委任前律政司司長黃仁龍出任「精神健康諮詢委員會」主席，其中主力是調查青少年的精神健康問題，並提出改善的建議，有關報告應該在2019年年尾完成，可是至今它仍然杳無蹤跡。

現在政情孔亟，經濟又有沉淪之勢，要將改善港人精神健康的項目放在高層的議事日程中真是妙想天開。港人一向自求多福，今次抗疫成功也是另一個好例子。

情緒有異應立即求醫

當下要教育廣大市民掌握精神健康的知識相信已經來不及了。為今之計要靠傳媒宣傳：「情緒有異，立即求醫」。有人或會質疑，香港的精神科醫生只得400多位，其中大約一半是私人執業（香港醫患比例是1比2萬；WHO的標準是1比1萬）。草根階層有精神困擾，到公立醫院輪候適時的專業護理似乎是不切實際。

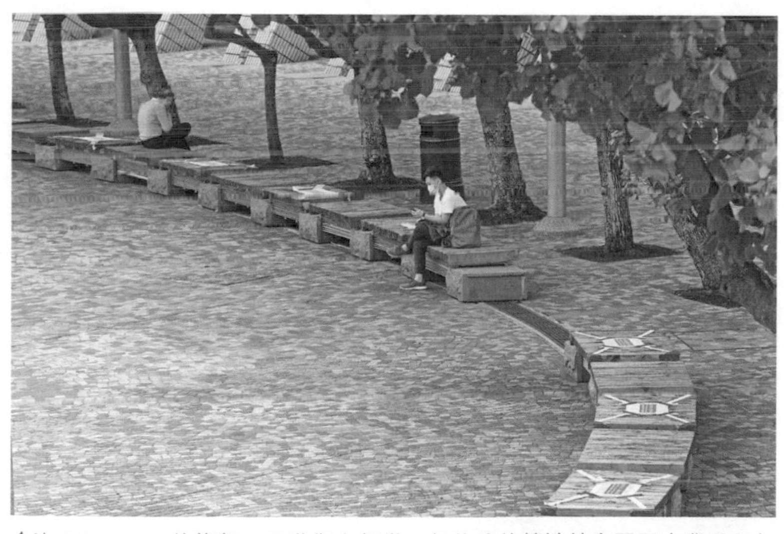

今次COVID-19的襲擊，香港傷亡輕微，但後續的精神健康問題令業界更加擔心，因為市民受困擾的時間長，不但工作和學業大受影響，日常的起居生活、活動娛樂都亂七八糟，情緒普遍低落。

「天行健，君子以自強不息」，香港有今天的成就不是上天的厚賜，而是我們勇於奮鬥和懂得變通。抑鬱症變成積極自殺的傾向並非朝夕之事，如患者能被及早發現，而醫護界又能給予適當的治療，就可以避免自殺率飆升。抑鬱症是「普通/輕度的精神病」（Common Mental Disorder），和焦慮、強迫和身心症同屬一個類別。這些病徵不難發現，如於早期就有適當的藥物及心理治療，痊癒率高，康復期也短。有鑑於此，筆者提議所有醫生積極參與。透過兩間大學的精神學系教授，配合資深的執業精神科醫生，在網上或工作坊分享比較容易掌握的診斷和有關的療法，以提高治療精神及情緒病的效益。至於普羅大眾方面，全港七大醫院聯網的協調不周，積重難返，要推倒重建談何容易；要效法某些先進國家成立「精神健康局/公署」（Mental Health Commission），或者會損害現有的體制，便可因陋就簡，成立和「衞生防護中心」相若的組織，以協調全港的精神健康服務。

海嘯的形成是因海底的地殼板塊移動，產生地震，形成強大的波浪波及陸地，特別是沿海城市。日本2011年的「三一一」九級大地震，記憶猶新。最初的震動搖撼樓房，撕裂道路，人民爭相走避之餘，一塊如無邊無際的「海牆」，稍後才驚濤拍岸，無堅不摧。劫後餘生的日本人以為最壞的時候已過，但其後的福島核電廠事故才是真正的災難。輻射的洩漏，就如人類精神出了亂子（社會鬥爭不斷升溫，人體的調節機制失衡），無聲無形，遺毒深遠。

“要成功落實精神健康服務的措施，
是有賴社會各方面的努力，
特別是有關專業人士和政府的
合作所產生的協同效應。”

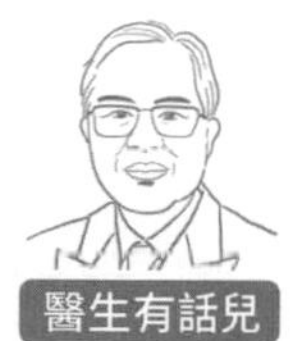

2 疫情帶來的心理和精神問題

世界各國應該怎樣面對這場世紀疫情？真是很難找一個共通的答案。國情有別，大家所處的環境不同，幾時解除隔離？怎樣逐步開放？所有政府現在都是摸着石頭過河，實施開放或繼續隔離，不可能兩全其美，只能「兩害相權取其輕」，這就是當政者的矛盾！歐盟27國之中，一半對開放邊界持保留態度，而另一半則極力主張全面通行，以盡早恢復他們賴以維生的旅遊業。這又是國與國之間的利益矛盾。

從醫學的角度而言，在未有疫苗和有效治療新冠肺炎的藥物之前，群眾隔離是最好的預防方法，以免再有大規模的感染，拖垮公共醫療系統。另一方面，很多精神科學的學者都認為，長期的人際隔離，令市民很容易產生各種精神困擾，甚至社區會有「精神海嘯」的現象。

香港在今次「防疫戰」中表現出色，主要由於有SARS的教訓，港人自動自覺去張羅口罩和各種防疫必需品，而且好有

Common Sense。特區政府頒布的「限聚令」，700萬多人大都遵守。官民合作是本地感染率偏低的原因，但我們切勿掉以輕心。拒絕持有本港身份證的人從高危地區回來，在法、理、情三方面都講不通。政府必須動用龐大的人力和物力去做好隔離工作，以免造成無謂的風險。

社會在不正常狀態下，對市民的精神健康有負面影響是不爭的事實。由2019年中本地發生「社會運動」，到現在感染陰霾仍然籠罩下，我們的身心已經經歷超過一年的衝擊，而曙光還隱而未見！在這種慘淡的社會氛圍中，不少人容易墮入精神困惑的羅網之中。筆者相信港人患上「普通/輕度精神病」（Common Mental Disorders, CMD）的比率會上升。根據2011年的調查，市民患有CMD（抑鬱、焦慮、強迫和各種身心症）的數字是13.3%。這個百分比可能向上調的原因，大部分是基於外在的壓力，使精神病康復者和有適應性情緒障礙的人心理上百上加斤。

情緒無從發洩

有一位治癒了很久的病人再度向筆者求醫。李婆婆是位六十過外的家庭主婦，早年患上抑鬱症，不過她能及時接受治療，很快便藥到病除。2020年4月，李婆婆突然發燒咳嗽，為防「中招」，家人唯有送她入院隔離觀察。因為檢驗需時，她在此期間感到孤立無援，精神焦慮，怕自己會染病歸西，甚至連累一眾家人朋友受感染。後來經過多次檢測，斷定李婆婆沒有「中招」。她出院之後，精神恍惚，夜夜無眠，心知是舊病復發。

在香港疫情嚴峻的時期，公私營的文、娛、康、體設施都幾乎全面關閉，使到市民無從在正常活動中發洩胸中的情緒，例如愛運動者無用武之地；愛看書者無法在圖書館借書閱讀；愛看戲者無法欣賞大銀幕的電影；愛一展歌喉者無卡拉OK可以施展渾身解數。凡此種種都會促使當事人有負面情緒，產生不少身心症，例如心跳加速，懷疑自己有心臟病；胃酸倒

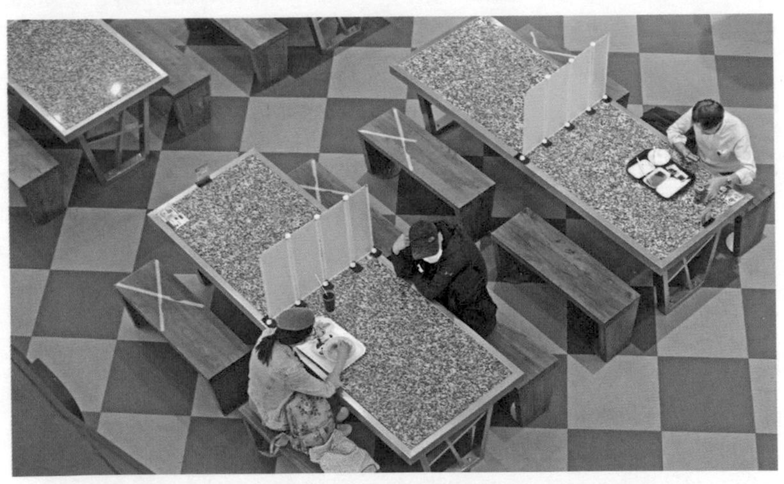

長期的人際隔離，令市民很容易產生各種精神困擾，甚至社區會有「精神海嘯」的現象。

流就以為是胃癌；更有不少有強迫症的患者症狀加劇，最典型的是潔癖，平時要不斷洗手的人，其不能自控的毛病會變本加厲。

雖然香港的感染似乎受控，但全球的疫情還未達到頂峰。香港內外交困，大家一定要小心行事，不能走錯一步，為了整體的長遠利益，可能不得不犧牲一些寶貴的東西。

港人應該自求多福，展開固有的高度適應力，有彈性地處理多變的世情，用智慧克服不斷湧現的困難，抱着樂觀的態度去面對未來，最重要的是盡快修補社會的裂痕。

/ 疫境抗抑鬱要點 /

在適合的場地做「帶氧運動」，例如在空曠地方騎單車、跑步和急步行。

在家中做合適的運動，保持身心平衡，打開窗戶，讓陽光照進屋內，緩和情緒緊張。

緊守起居飲食的習慣，重拾舊興趣，學習新玩意，每天做適量運動，尤其是肌肉放鬆的動作，維持身心平衡。

保持信心，對前景懷抱積極信念，以及堅定不移的樂觀正向思想和態度生活。樂觀無疑是加強忍耐力的良方妙藥。

不要切斷和外間的聯絡，盡量利用資訊科技和外界保持聯繫，以免「鬱到病」。社會各界可以透過電子平台、群組互相交流、鼓勵、討論、互動、輔導，以減輕壓力：甚至進行診治，對精神失衡作初步評估，好讓專業人士能及時介入，達到「預防勝於治療」效果。

約同三五知己到郊外遠足，享受陽光的溫暖，欣賞清風明月，呼吸大自然清新空氣。

嚴守「社交間距」，利用電子平台維持和親戚、朋友和同事之間的緊密聯絡，互相鼓勵，齊心抗疫。

謹記維持適當的運動量和保持恒常的社交。

3 如何應付精神海嘯（一）

新冠肺炎在地球肆虐超過一年，有不少專家認為縱使有疫苗，也未必可以完全解決COVID-19對人們的威脅，它或會像季節性流行感冒一樣，每年依時依候施行襲擊。換句話説，全球70多億人要面對多一個敵人，精神壓力自然會更上層樓。新冠病毒不斷奪去人類寶貴的生命，也嚴重困擾芸芸眾生的情緒，猶如芒刺在背，英國皇家精神學院前院長Wendy Burn教授的形容更為貼切——「精神海嘯」（Mental Tsunami）。海嘯大作，無堅不摧，任何防禦工事也不能抵擋，人類只有在有預警時及時逃避，才能免於沒頂。

二十一世紀全球第一個瘟疫恍如海底發生大地震，駭人聽聞的海嘯將會接踵而來。世界衛生組織前總幹事陳馮富珍醫生在一個內地的公眾場合宣稱，現在的疫症將會導致大量精神病個案。

香港在地理上得天獨厚，未曾遭受海嘯的蹂躪，2004年的印尼大海嘯和2011年日本「三一一」海嘯，相信港人仍記憶猶新。人類不可以阻止海嘯的發生，但需要有預警和防備，準備及時逃生及減低它對財物的破壞。

2020年10月1日適逢「雙喜臨門」，國慶和中秋節巧遇碰上。當港人在疫情緩和、政府放鬆管制、大事慶祝之際，南半球的澳洲卻展開了一個全球直播的視像會議，討論「COVID-19會否摧毀澳洲的精神健康服務系統」。

筆者在當晚月圓之夜，與家人團圓之時，全神貫注留意這個長達一小時的研討會。出席討論共5人，分別是主持人，她是一位從事科學研究的記者；一位是精神科醫生，負責制定有關政策的執行和落實；另一位是大學教授，最後兩位是身兼兩重身份的人（service receiver and provider，精神病康復者，現在從事相關的輔導工作）。

澳洲研討會五大要點

澳洲的精神健康服務在全球處於領先地位，在各方面尤勝歐美，當地業界擔心在疫情持續下，他們的服務會不勝負荷，甚至有崩潰的危機。2018年，澳洲的「人均國民總收入」排名僅高香港一位，但平均用於精神健康服務的投資卻高於香港以倍數計，可見兩地政府對上述問題的重視有天淵之別。雖然很多服務都在在需財，而現在特區政府面對內外困境，財政有告急之虞，但是部分服務只要微調，成效就會像槓桿原理一樣，可以放大。所以，我們一定要了解和學習澳洲的方法，作為榜樣，再視乎財政的多寡因時制宜。

澳洲的疫情比香港嚴重得多，墨爾本市屢有封城的舉措，他們擔心疫情的後遺症將會是另一種洪水猛獸，特別是精神病患，是可以理解的。香港在防疫方面相對上做得不錯，所以大家不要妄自菲薄，但別人的長處，我們亦不能視若無睹。由於所牽涉的範圍廣泛，筆者準備分兩三次向各位讀者提供有關資訊。

精神健康服務可以分為「微觀」和「宏觀」兩方面作出討論，現因方便起見，就先以5個當晚與會者所觸及的要點作為開始：

一是Prime Minister（總理）：澳洲政府最高領導人親自過問政策的更新和執行。

二是Commission（問責部門）：澳洲的7個行政區域都有「精神健康服務公署」，由聯邦政府中央總局統籌，去實際推展各項服務，保證有最高的透明度，使國民容易監察。

三是Multi-disciplinary Team（多元化專業服務團隊）：確保團隊中的各種專業服務人員足夠應付所需，及保持優良水準。

四是Holistic Approach(整全觀):精神病有別於其他疾病，除治療病人身心外，還要協助他們解決眾多的外在問題。

五是Funding(撥款):保證各項服務有充足的資源。在疫症橫行未息時，澳洲和其他國家一樣，經濟陷入衰退，但已一早宣布增加有關的財政預算。

融會貫通上述五點，可以清楚看出澳洲和香港對「精神健康服務」的不同。澳洲對這個問題放在極優先的位置，由總理督導，又有專職「有權有責」的部門統籌各項需要，調撥充足的資源，以維持服務水準，配合有前瞻性的改良策略。反觀香港，最高負責人充其量只是食物及衞生局局長，政務司司長不過問有關事情，遑論特區的行政長官。記得曾蔭權在位期間，荃灣區發生一宗精神病人行兇殺人事件，可能在輿論壓力下，政府立即撥款一億成立「地區健康中心」。可惜，這項補漏拾遺的僅有政策，大概因為未納入經常性財務負擔，加上宣傳不足，所以成效不彰。

香港既患寡又患不均

澳洲按行政區，有7個「精神健康服務局」，由聯邦政府的總局統籌；香港的醫院管理局把只有1106平方公里的地域，拆分為7個「服務聯網」，而精神科亦順理成章由7位資深的精神科醫生分別領導，其中只有一個聯絡人(coordinator)充當協調，有點像「八仙過海，各師各法」。孔子説「不患寡而患不均」，現在香港在這方面的醫療服務更是「又患寡而又患不均」。縱然7個聯網的診治水準相若，但無論是新症或舊症，輪候時間都有很大差別，這種不公平的情況是極不理想的。

香港經歷了2019年的社會運動，現在又要和疫症搏鬥，加上國際形勢的急轉直下，本地的經濟必受重創，失業率一定會節節上升，市民的精神壓力勢必百上加斤。目下政府面對的問題雖然困難重重，但如果將這個不顯眼的問題視而不見，束諸高閣，可能會有精神海嘯淹沒人心的災難。

筆者絕不是想「語不驚人死不休」，而是希望在位者能夠認識和正視問題的嚴重性。

現代社會的興衰成敗，絕對關係於人民的身心質素，政府大量投資在教育上是對的，但輕視「精神健康服務」，將之放在行事日程的末端，就是買櫝還珠，不分輕重。

其實，香港的精神治療水準可以媲美先進國家，亦能自由進口尖端藥物，可是因為其餘一切的配套不到位，使很多市民深受折磨。「醫病容易醫人難」，醫治精神病是要全方位協調社會的各個部分，防範「精神海嘯」，更需萬眾一心和有英明的領導。

“天行健，君子以自強不息。”

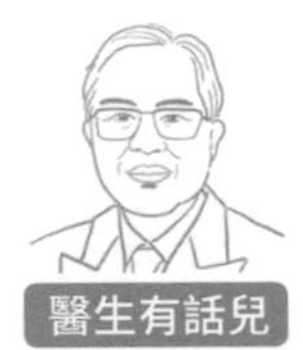

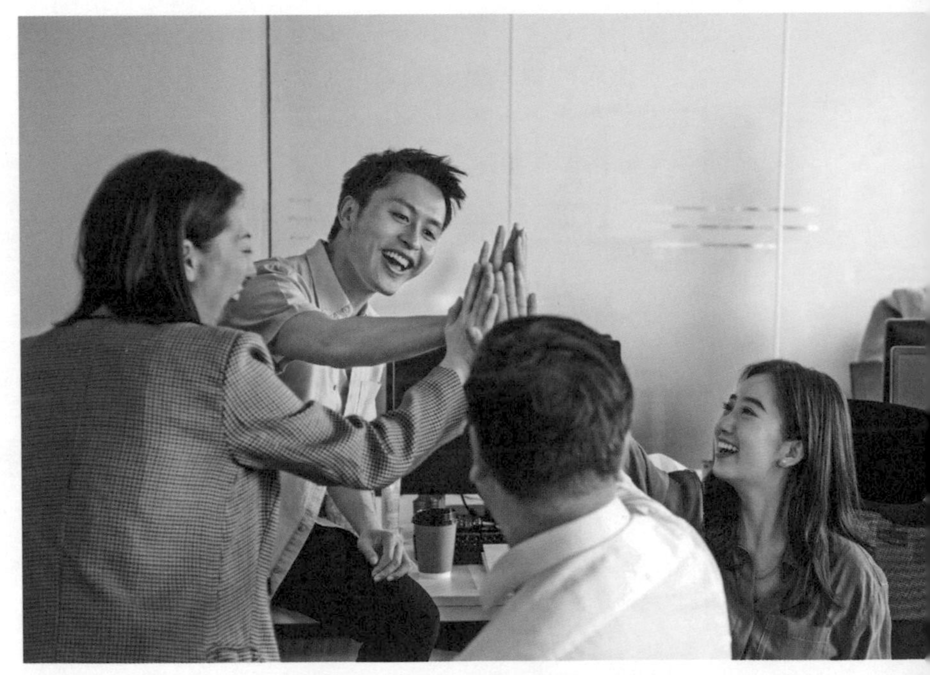

英國和澳洲兩國都準備應對新冠疫情掀起的「精神海嘯」的突擊。

4 如何應付精神海嘯（二）

2020年10月1日，在澳洲召開的有關「防止精神海嘯」視像會議的首五大重點，已經在前一篇文詳述，本文接續介紹上次未觸及的部分（另外五大重點）。

這個全球瘟疫的高低起伏，人類始終未能有效防止它的傳播。事實上，COVID-19在傳染過程中早已變了種（基因排序的變易，即所謂mutation）。大部分專家都認為病毒的傳染能力大大增強，但殺傷力就有下降的跡象。

英國NHS亦緊急呼籲，謂不論專科、普通科或醫科學生都要盡快掌握處理精神病人的知識，可見地球兩個相距甚遠的國度都準備應對「精神海嘯」的突擊。英倫和澳洲同文同種，對精神病也很重視（英國醫生對病人的比例雖然未達世衛的標準，但也相差不遠，約為1：12000），不過兩者對「精神海嘯」的出現都作出高度戒備。

用家成為輔導員

澳洲政府另外5個值得學習的地方：

1. 資源應用有效和到位。有時政府對某些項目的投資未必能得到預期的效果；特區政府大量撥出公帑支持本地教育發展，但成效為多方詬病，就是一個好例子。換句話説，資源應用是否有效和到位，絕對要在乎用家的反應，這便一定要在實行各項措施前盡量詳細諮詢他們的意見。在上述的視像會議中，5人之中有2人既是用家（user），又是服務提供者（carer）。這兩位人士先前是精神病患者，完全康復後，志願成為有關服務的輔導員，他們對精神病人的感受和各種需要或協助最為清楚。反觀香港的精神健康諮詢委員會，就鮮有精神病康復者被政府招攬作為委員。本地有關當局必須向澳洲學習，委任更多有親身經歷的人參與政策的制定，才能真正關顧到病人的福祉。

這個研討會不是急就章只針對疫症當中市民的精神問題，而是有長遠的計劃，尤其是要訓練直接面對精神病者的兩類工作人員。

一是積極鼓勵醫科和護士學生畢業後投身精神健康服務界；二是游説家庭（普通）科醫生進修有關精神醫學的知識，以便壯大有關的服務團隊，以應不時之需。本地的醫療教育機構和聘用者從來不會過問畢業生的專業取向，一方面當然是尊重個人的自由選擇權，另一方面又可能是缺乏長遠部署人手的策略。

其實，兩間大學的醫學院都有培訓家庭醫生，以便他們掌握一定程度的精神科臨床知識，服務社區。可惜，基於種種理由，這個名為「社區精神醫學深造文憑」的課程不獲有關當局的大力支持。學員在繁忙工作之餘，每星期要上課，當中還包括臨床訓練，是相當困難的。還有，中大亦提供一個為期兩年的精神科學碩士兼讀課程，供合乎資格人士報讀。雖然，上述兩者都不會成為精神科專科醫生，但對本界別的人力供應起着積極的作用。就以足球比賽作為比喻，這些受過訓練的醫生好像防守中場球員一樣，截擊部分CMD（Common Mental Disorder，普通/輕度的精神病，例如抑鬱、焦慮和強迫症），遇到較棘手的病人則會迅速轉介給專科醫生處理，形成固若金湯的後防，使守門員更有信心撲救險球，補漏拾遺（防止意外，特別是自殺事件的上演）。

訓練執法者應對

筆者建議當局在財政上，支持有興趣修讀該等課程的公私營醫生，加強當中的密度、廣度、深度和實際臨床練習的時間。

2. 訓練執法人員處理嚴重精神病患者病發時能知所應對。患有SMD（Severe Mental Disorder，嚴重精神病，例如思覺失調、妄想和躁鬱症）的病人，往往對自己的病情（病識）一無所知，而家人大都在緊急時手忙腳亂，唯有報警求助。香港的警察學院應該沒有如何處理具有攻擊性精神病人的訓練。所以，當警察到場，對事件只能愛莫能助，多數是調停安撫一番後便「吹雞收隊」。記得多年前，有病人病發，家人報案，警察來到時，病人情緒似乎穩定了，帶隊的警官以為沒有危險，未及將病人送院治理，而發生了本來可以避免的慘劇。2015年5月9日，美林邨一名老翁在遛狗時與人爭執，慘遭擊斃。警方迅速逮捕了一個木訥的青年，控以謀殺罪。幾經波折和遭外界介入後，調查得到嫌疑犯有不在場的證據，最重要的是他是一名智障者，在拘留審查中未能依時服藥，沒有可能提供完整的文字口供。

近來美國發生不少「警暴」事件，據説其中多涉及黑人服食精神科藥物後不能自制，白人警察又缺乏相應的訓練和知識，最終釀成連串命案。

3. 澳洲社會對精神健康服務有萬二分重視，所以民間有很多人自發組織「志願團體」（或稱之為「非政府組織」NGO），去幫助精神病人。他們的熱心是值得嘉獎和敬佩的，但是，經過當地學術機構的研究，這些眾多的NGO服務多有重疊，猶如浪費資源。所以研究報告認為，為了強化NGO的輔助功能，集中資源處理最迫切的問題，莫過於成立一個統籌機構，化零為整，去協調整合所需的工作，做到事半功倍的效果。

4. 香港也同樣有相類的NGO，大小不一，為數約有120個，它們得到社會福利署的支援有很大的落差；最不理想仍是各自為政，未能善用資源，遑論給予consumers和carers最貼身的服務。精神健康服務需要由多元化的專業團隊組成，相互之間要有充分的合作和溝通，職位要固定，才能建立彼此的信心，否則會影響雙方的互信。

資助不足被標籤

5. 香港雖然號稱是個國際化城市，但社會對精神病人的包容和接納，和一些先進國家比較，相差甚遠。

就以「香港精神康復者聯盟」為例，它們在1999年成立，成員約600人，但政府每年提供的資助極少，用來租賃一個單位作為會址也不夠；加上標籤效應，他們都不大願意以「過來人」的身份向社會人聲疾呼，打破隔膜，提出合理的訴求！這和澳洲的users所受到的重視真有天淵之別，本港必須引以為鑑。

“

抗疫是一場持久戰，
就像馬拉松的運動員，
除了有強健的體魄之外，
還必須具備堅毅的心理質素。

”

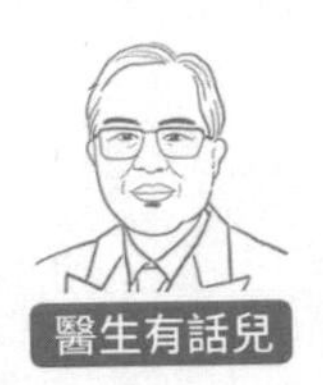

5 如何應付精神海嘯（三）

南半球的澳洲除了注意復甦經濟外，還特別顧及疫症的後遺影響——精神海嘯。該國在2020年10月1日有一個網上國際研討會，深入討論其中所有相關問題，總結為15點，上兩篇文章已闡釋首10點，本文繼續餘下5點介紹：

第一是，澳洲擺脱疫情在望，立即展開預防「精神海嘯」來襲的準備；正在水深火熱的英國也高瞻遠矚，在皇家精神科學院的呼籲中響起警鐘，大力邀請醫科生和普通科醫生加入精神科的行列，以應付疫後長年累月的服務需要。研討會中得出一個普遍的共識，就是社區的協作，對預防精神病和當中的復康過程起着舉足輕重的作用。現在，香港有些市民仍然極力反對精神復康中心、庇護工場和中途宿舍於他們的社區中成立。上述對精神病人的污名化、標籤化和各種歧視，早就應該在政府的宣傳中消失。可惜，到目前為止，業界還要Talk and Talk，向群眾解釋有關的問題。政府大概已經完成在全港18區建立「社區健康中心」，但有多少市民知道這些中心的存在，或得到其適切的服務呢？

第二是，及早介入醫治。所有疾病都應該盡早診治，「病向淺中醫」是老生常談。港大有研究指出嚴重的精神病，例如思覺失調，掌握「黃金時間」，獲得針對性的治療，是病人能否痊癒的關鍵。要第一時間發現某人有病徵，自知之明當然重要，但是同學、朋友、親屬、家庭醫生，甚至整個社會的關心更為要緊。凡此種種，都要視乎社會能否重視和認識精神健康，使到醫療程序能夠令更多人受惠、快速、有效和節省資源。

加強資源合理分配

第三是，優化「分流制度」。就算是服務最好的澳洲，市民懷疑患上精神病，在公營醫院也不會得到即時診治，和香港一樣要排期等候。在香港，決定病人等候的先後次序，大多數是由精神科護士負責把關，遇有疑難，他們可能把家庭醫生的轉介信交給專科醫生作判斷。問題的癥結在於護士能否準確判別病情的輕重，而醫生又是否只靠簡單的幾段文字，就能中肯地篩選緩急輕重的病症。澳洲的問題不大，因為病人的輪候時間不會很長，但已着眼於加強準確分流的機制。反觀香港，7個聯網的排期時間長短有很大的落差，把關護士又由於病人太多，或未能「精挑細選」，致使嚴重的病人因等待經年，未及就醫，而釀成更大的禍患。為今之計，是要加強把關護士和普通科醫生的相關知識，使分流程序更為準繩，以加強資源分配的有效和合理性。

第四是，面對「新冠肺炎」橫掃全球，各國專家都未能完全掌握這種新病毒的來龍去脈，遑論有十足把握成功研發對70多億人都有效的疫苗和藥物。另外，疫症引發更多精神病的研究報告已陸續在各大國際醫學期刊湧現。澳洲當局針對時弊，準備着手應對更多和更新型的精神病患。COVID-19是嶄新的傳染病，它衍生的各種相關病症會相繼出現，這當然可能包括「新模式的精神病」。歐美各地社會分化，號令不齊，民眾對政府缺乏信心，當政者進退失據，致使疫情方興未艾，自然無暇他顧。香港疫情漸趨穩定，就要效法澳洲防微杜漸，與時並進，做足工夫以狙擊新疾病的進攻，這種心理準備其實並不新鮮，所謂「見賢思齊焉，見不賢而內自省也」。

為康復者爭取權益

第五是，精神病是疾病，也是一個相當複雜的社會問題。引發精神病及其治療和復康，都和社會狀況息息相關。市民患上精神病，除了因為先天性遺傳外，還包括在學業、職業、感情和家庭等挫折而激發。醫生在對症下藥之餘，還需要考慮引起病人患上精神病的原因，再通過一支多元化的專業團隊，安排一連串的康復療程，例如心理學家的輔導，社工安排個別病人和其家庭的社會福利，職業治療師輔助他們身心復元，個案經理統籌有需要的康復者重新融入社群。上述的問題，不可能由政府單一的部門負責，必須有跨部門的統一整合。澳洲、紐西蘭、愛爾蘭和加拿大等國家，早已成立了這種「有權有責」的統籌機構（Mental Health Commission，精神健康局/公署）去有效運用資源，使康復者盡快成為貢獻社會的一員，而不是納稅人的負累，這無疑是具「前瞻性」（proactive）的積極施政模式，和本港「頭痛醫頭，腳痛醫腳」的被動形態真有天壤之別。外國的精神健康統籌局，在最高領導人的首肯下，繼續進步發展，主動向其他部門，例如房屋、司法、執法、財政和福利等部門，為精神病康復者爭取更多合理的權益，促成他們再成為推動社會向前的生力軍。

綜合整個會議的15項議題，香港每項都稍有觸及，但總是隔靴搔癢，不論所需的軟件和硬件，離標準要求尚遠；有關當局和各NGO又缺乏緊密的溝通和協作，造成資源浪費。

希望社會各界合力促請政府改變保守的思維，改善民間疾苦，否則在空前未有的精神海嘯下，後果堪虞！

/ 世界大戰 /

新冠肺炎肆虐至今，遍及全球，已經成為另一類的「世界大戰」。

筆者希望社會各界合力促請政府改變保守的思維，改善民間疾苦，否則在空前未有的精神海嘯下，後果堪虞！

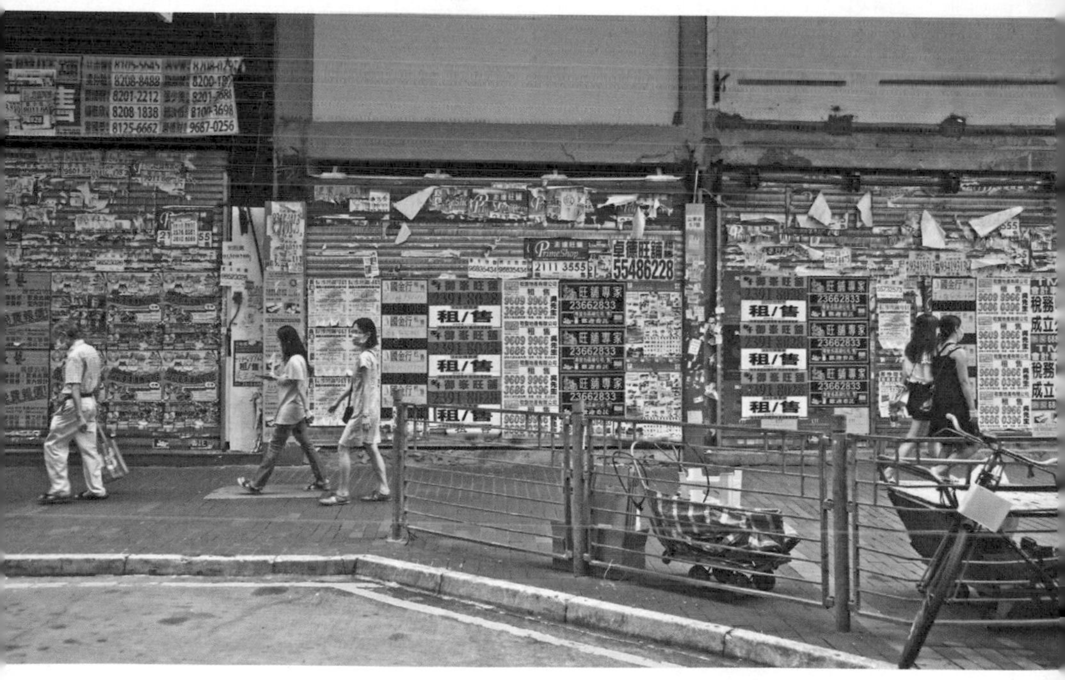

精神健康1至10

1 香港個人資料私隱專員黃繼兒稱，本地的「網絡欺凌」現象有上升的趨勢，2016至2017年間，該署接獲的投訴個案上升達一倍。

2 本世紀初抑鬱症佔整體人類的患病率，已從第四位跳升到今天的第二位。

3 歷年的研究數據顯示，全球人類患有SMD的平均比例是1%至2%，但本港高達3%至4%。

4 美國的研究指出：失業人士罹患嚴重精神病症狀機率高於在職者大約4倍。

5 WHO在1998年的報告説明：導致人類失去功能的10個主要原因，其中5個是和心理有關的。

6 香港大學在英國權威醫學月刊《刺針》（*Lancet*）發表一份研究報告，詳細調查港人在社會動盪時的精神狀態，比較2014年「佔中事件」前後和2019「修例風波」對港人精神健康的影響。調查訪問了1700多名18歲以上的市民，發現創傷後壓力症候群（PTSD）症狀在2019年9至11月間錄得32%，是「佔中」後的6倍。

7 根據研究顯示，輕生者80%至90%患有精神病，其中70%是抑鬱症病人。

8 創傷後壓力症候群是指人們遭受嚴重的打擊，造成生命威脅或劇烈的精神創傷，之後形成的身心損害而產生的精神疾病，估計男性佔8%。

9 港大在2019年7月發表報告，指出10年來（2009至2019年），港人患有不同程度的抑鬱症高達9.1%。

10 香港大學2017年的一個調查指出大約10%高小學生有打機成癮風險。

疫境抗鬱懶人包

1 恒常運動：世界衞生組織建議，一周之中最少做3次、每次最少持續30分鐘的中強度以上的有氧運動，以出汗和呼吸急促為指標。疫情期間可在適合的場地如空曠地方騎單車、跑步和急步行，或在家做一些放鬆肌肉的運動。

2 保持社交：在限聚令和「社交間距」下，正常的社交生活大為減少，但千萬不要切斷和外間的聯絡，盡量利用資訊科技和外界保持聯繫，和親朋好友分享生活點滴，以免「鬱到病」和鑽牛角尖。社會各界可以透過電子平台、群組互相交流、鼓勵、討論、互動、輔導，以減輕壓力。

3 享受陽光：在家打開窗戶，讓陽光照進屋內，緩和情緒緊張。此外，閒時約同三五知己到郊外遠足，享受陽光溫暖，欣賞清風明月，呼吸大自然清新空氣，有助心情開朗。研究指出，多曬太陽能促進大腦分泌快樂物質——多巴胺。

4 良好習慣：不吸煙、不酗酒、不濫用藥物、不吃「垃圾食物」（高鹽、高糖、高脂和醃製的東西）。吸煙酗酒濫藥會損害神經系統，影響健康；常吃「垃圾食物」容易導致肥胖，會引起很多身心上的負面影響。

5 作息有序：在深層睡眠時，我們的身體才能開動維修保養的機制，睡眠的黃金定律是倒轉的「7-11」，即是晚上11時上床，早晨7時下床。晚上光線暗淡，腦部的松果體在交感神經配合下才能分泌褪黑激素，再誘發其他生長激素的產生，以修補身體各部分在日間活動的耗損破壞。

6 保持信心：樂觀是加強忍耐力的良方妙藥。我們要對前景懷抱積極信念，以及堅定不移的正向思想和態度生活，齊心抗疫。

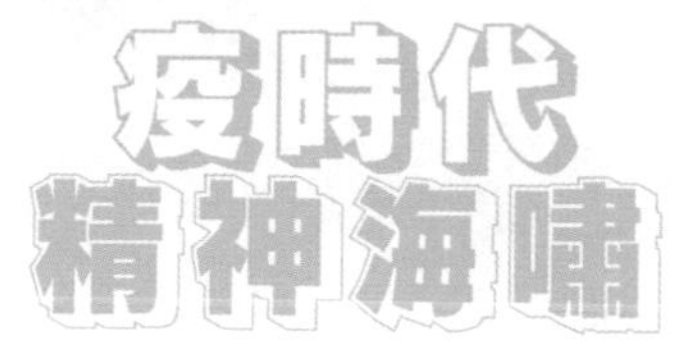

作　　者　陳仲謀
編　　輯　畢朗茹
文字協力　黃柏堅
設　　計　Garfield Tseng
出版經理　關詠賢
圖　　片　istock、網絡圖片、信報資料室

出　　版　信報出版社有限公司　HKEJ Publishing Limited
香港九龍觀塘勵業街11號聯僑廣場地下
電　　話　(852) 2856 7567
傳　　真　(852) 2579 1912
電　　郵　books@hkej.com

發　　行　春華發行代理有限公司 Spring Sino Limited
香港九龍觀塘海濱道171號申新証券大廈8樓
電　　話　(852) 2775 0388
傳　　真　(852) 2690 3898
電　　郵　admin@springsino.com.hk

台灣地區總經銷商
永盈出版行銷有限公司
台灣新北市新店區中止路499號4樓
電　　話　(886) 2 2218 0701
傳　　真　(886) 2 2218 0704

承　　印　美雅印刷製本有限公司
香港九龍觀塘榮業街6號海濱工業大廈4樓A室

出版日期　2021年6月 初版

國際書號　978-988-75277-4-9
定　　價　港幣138 / 新台幣690
圖書分類　精神健康

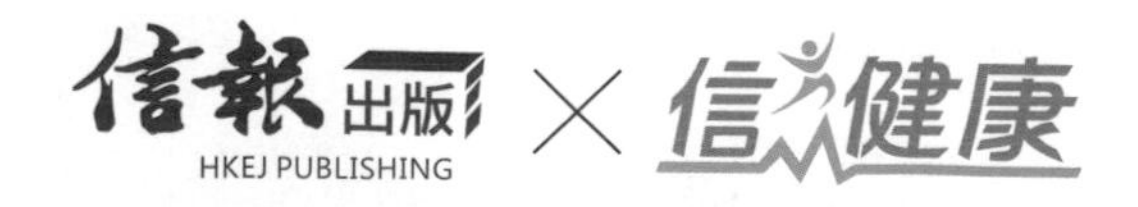